# ARCHIV FÜR TIERERNÄHRUNG

UNTER MITWIRKUNG VON

Prof. Dr. Dr. W. Lenkeit, Göttingen. Prof. Dr. K. Nehring, Rostock
Prof. Dr. Dr. Dr. h. c. Dr. h. c. A. Scheunert, Potsdam-Rehbrücke
Prof. Dr. Dr. W. Wöhlbier, Stuttgart-Hohenheim

HERAUSGEGEBEN VON

ERNST MANGOLD
Prof. Dr. med. Dr. phil. Dr. med. vet. h. c. Dr. agr. h. c.
Direktor des Instituts für Tierernährungslehre
der Humboldt-Universität Berlin

3. BAND
NOVEMBER-DEZEMBER 1952
HEFT
3

AKADEMIE-VERLAG · BERLIN

ARCH. TIERERNÄHRUNG · 3. BAND NR. 3 · S. 137–194 · BERLIN · NOV.-DEZ. 1952

# INHALT



Das Archiv für Tierernährung erscheint zweimonatlich in Heften zu 64 Seiten im Format 17,5 × 25 cm. Der Preis des Heftes beträgt DM 8,50. 6 Hefte werden zu einem Band vereinigt. Der Besteller muß sich zur Abnahme eines Bandes verpflichten. Die Hefte werden jeweils einzeln berechnet. Im Jahre erscheint nicht mehr als 1 Band. Bestellungen werden direkt an den Akademie-Verlag GmbH., Berlin NW 7, Schiffbauerdamm 19 oder über eine wissenschaftliche Buchhandlung erbeten.

Manuskriptsendungen – zugelassen sind die vier Kongreßsprachen – sind an den Herausgeber, Herrn Prof. Dr. Ernst Mangold, Berlin N 4, Invalidenstr. 42, zu richten. Mit der Veröffentlichung geht das alleinige Verlagsrecht an das Archiv für Tierernährung über. Daher müssen Arbeiten, die bereits an anderer Stelle veröffentlicht worden sind, zurückgewiesen werden. Die Verfasser verpflichten sich, Manuskripte, die vom Archiv für Tierernährung angenommen worden sind, nicht an anderer Stelle zu veröffentlichen.

Die Verfasser erhalten von größeren wissenschaftlichen Arbeiten 50 Sonderdrucke unentgeltlich. Den Manuskripten beiliegende Zeichnungen müssen sauber, in zweifacher Größe ausgeführt sein. Wenn sie nicht voll reproduktionsfähig nach den Vorschriften des Normblattes DIN 474 eingereicht werden, ist die Beschriftung nur mit Bleistift einzutragen. Zur Herstellung von Netzätzungen sind nur einwandfreie Photographien brauchbar.

Für alle Literaturzitate sind die Vorschriften des Normblattes DIN 1502 und 1502 Beiblatt I maßgebend. Die Zitate müssen den Verfasser (mit den Anfangsbuchstaben der Vornamen), den vollständigen Titel der Arbeit und die Quelle mit Band, Seitenzahl und Erscheinungsjahr enthalten. Das Literaturverzeichnis soll alphabetisch geordnet sein.

Herausgeber und verantwortlich für den Inhalt: Prof. Dr. med. Dr. phil. Dr. med. vet h. c. Dr. agr. h. c. Ernst Mangold, Berlin N 4, Invalidenstraße 42 (Fernruf 42 96 64). Verlag: Akademie-Verlag GmbH., Berlin NW 7, Schiffbauerdamm Nr. 19 (Fernruf: 42 55 71); Postscheckkonto: 350 21. Bestell- und Verlagsnummer dieses Heftes: 1010/III/3. Das Archiv für Tierernährung erscheint vorläufig jährlich in 1 Band zu 6 Heften. Bezugspreis je Einzelheft DM 8.50, ausschließlich Porto und Verpackung. Satz und Druck: Robert Noske, Borna (Bez. Leipzig). Veröffentlicht unter der Lizenz-Nr. 1213 des Amtes für Literatur und Verlagswesen der Deutschen Demokratischen Republik. Printed in Germany.

Aus dem Institut für Tierzucht und Tierfütterung der Universität Bonn
(Direktor: Prof. Dr. G. ROTHES)

*H. W. SCHARPENSEEL*

# VERGLEICHENDE UNTERSUCHUNGEN ZUR ROHFASER-BESTIMMUNG UND ERMITTLUNG DES PRODUKTIONS-WERTES VON RAUHFUTTERMITTELN

Die mit zahlreichen Mängeln belastete Weender-Methode [1] zeigt als Verfahren zur ausreichenden Charakterisierung der Zusammensetzung von Futtermitteln ihre größten Schwächen wohl unzweifelhaft in der Bestimmung der sogenannten Rohfaser. Man versteht hierunter rein konventionell den nach je $^1/_2$-stündigem Kochen mit $1^1/_4$%iger $H_2SO_4$ und $1^1/_4$%iger KOH verbleibenden, ungelösten, organischen Rückstand, der ein von Fall zu Fall anteilmäßig sehr unterschiedliches Gemisch von Zellulose, Pentosanen, Lignin, Kutin, Suberin, Pektin und Gerbstoffen darstellt.

Da diese Substanzen streng genommen weder chemische noch physiologische Gemeinsamkeiten besitzen, kommt der Rohfaserbestimmung nur die Bedeutung einer methodisch bedingten Üblichkeit zu, basierend allerdings auf der Tatsache, daß die unserer heutigen Futterberechnung zu Grunde liegenden Ausnutzungsversuche O. KELLNERS aufs engste mit dem Weender-Verfahren verknüpft sind.

Die vorliegende Arbeit verfolgt zwei Ziele:

1. Es soll durch Methodenvergleich ermittelt werden, ob nicht die augenblickliche Verbandsmethode (verkürztes Verfahren nach LEPPER [4]) unter wesentlicher Arbeitseinsparung durch eines der nur einmal filtrierenden Neutralisationsverfahren zu ersetzen ist.
2. Bei der Berechnung des Futterwertes der Rauhfuttermittel Heu und Stroh wird bislang an Stelle eines Wertigkeitsfaktors ein konstanter Abzug von 0,58 St. W. E. je % Gesamtrohfaser zur Anwendung gebracht. Dieses Verfahren erscheint fehlerhaft in Anbetracht des recht unterschiedlichen Anteils der die Wertigkeit besonders stark mindernden inkrustierenden Substanzen an der Rohfaser. Es wird ein anderer Weg über die Bestimmung des Lignins diskutiert.

## 1. Vergleichende Untersuchungen mit verschiedenen Rohfasermethoden an Cerealien, Rauh- und Mischfuttermitteln

Neben der Verbandsmethode nach LEPPER wählten wir zwei weitere Verfahren, die sich als Lösungsmittel ebenfalls verdünnter Schwefelsäure und Kalilauge bedienen, aber einen geringeren Arbeitsaufwand erfordern. Da die

Verbandsmethode als allgemein bekannt gelten darf, wäre gleich an zweiter Stelle die Vorschrift nach PURANEN und TOMULA [6] zu nennen.

3 g Substanz werden hier mit 200 cm³ $1^1/_4$%ige $H_2SO_4$ 30 Minuten lang gekocht. Nach kurzem Abkühlen wird durch 20 cm³ 28%ige KOH neutralisiert und eine $1^1/_4$%ige KOH (genau 1,263%) hergestellt. Nach abermaligem $^1/_2$-stündigen Kochen erfolgt Filtration über ein Asbestfilter und mehrfaches Auswaschen mit warmer, 1,25%iger $H_2SO_4$, heißem Wasser, sowie Aceton und Alkohol. Die weitere Behandlung geschieht wie bei der Leppermethode. Als Gefäße verwandten wir 1 l-Kjeldahlkolben mit eingekürztem, 4 cm langem Hals unter dem Rückflußkühler, die in Babotrichtern erhitzt wurden zur Unterbindung des Schäumens und zum Schutze der Substanz gegen Verkohlung an den Glaswänden. Die Gummistopfen, welche Kolben und Kühler verbinden, enthalten zweckmäßig eine zweite Bohrung mit einem oben verschließbaren, konischen Glasrohr. Man kann so zeitsparend die Kalilauge aus einer Pipette durch das kurze Glasrohr einfließen lassen, ohne daß Kolben und Kühler voneinander getrennt werden müssen.

Als drittes Verfahren benutzten wir das von LEITENBERGER und OPL [3], welches im Prinzip dem nach PURANEN und TOMULA sehr ähnlich ist.

1 g des Untersuchungsmaterials wird in einem 250 cm³-Becherglas mit 50 cm³ 1,25%iger $H_2SO_4$ versetzt und 30 Minuten gekocht. Daraufhin werden 20 cm³ destilliertes Wasser und 40 cm² 5%ige KOH zugesetzt. Nach einer Kochdauer von wiederum 30 Minuten wird durch einen Goochtiegel mit vorher bei 500° geglühter Glaswolle filtriert und nach kräftigem Absaugen mit 100 cm³ Aceton nachgewaschen. Nach 1-stündigem Trocknen des Tiegels wird gewogen, bei 550° verascht, zurückgewogen und der Glühverlust als Rohfaserergebnis in Rechnung gestellt. Wie beim Asbest üblich, wird auch hier trotz des Vorglühens der Glaswolle noch eine exakte Glühverlustbestimmung durchgeführt.

Bei der stöchiometrischen Durchrechnung zeigte sich, daß bei dieser Originalmethode nur eine 1,1768%ige KOH verbleibt nach Abzug der zur Neutralisation notwendigen Lauge.

$$\begin{aligned} 5\%\text{ige } H_2SO_4 &= 1{,}05292 \text{ n} \\ 5\%\text{ige KOH} &= 0{,}930446 \text{ n} \\ 50 \text{ cm}^3\ 1{,}25\%\text{ige } H_2SO_4 &= 14{,}11 \text{ cm}^3\ 5\%\text{ige KOH (Neutralisation)} \\ 40 - 14{,}11 &= 25{,}89 \text{ cm}^3\ 5\%\text{ige KOH}/110 \text{ cm}^3 \\ &= \mathit{1{,}1768\%ig} \end{aligned}$$

Es scheint hier ein Versehen vorzuliegen, indem man 5%ige $H_2SO_4$ und 5%ige KOH in ihrer Neutralisationswirkung gleichsetzte, ohne die Normalitäten zu berücksichtigen; denn so würde tatsächlich eine 1,25%ige KOH resultieren.

$$\begin{aligned} 50 \text{ cm}^3\ 1{,}25\%\text{ige } H_2SO_4 &= 12{,}5 \text{ cm}^3\ 5\%\text{ige KOH} \\ 40 - 12{,}5 \text{ cm}^3 &= 27{,}5 \text{ cm}^3\ 5\%\text{ige KOH in } 110 \text{ cm}^3 \text{ Ges. Vol.} \\ &= \mathit{1{,}25\%ig}\ ???. \end{aligned}$$

Wir untersuchten die vorliegenden Substanzen trotzdem zunächst nach der Originalmethode, unter Beibehaltung der nur 1,17%igen KOH und in einem zweiten Durchgang nach Korrektur der Laugekonzentration auf 1,25%. Es wurden auch sonst noch geringfügige Veränderungen vorgenommen. Einmal wählten wir als Einwaage 2 g und verdoppelten entsprechend das Säurevolumen auf 100 cm³, zum zweiten bedienten wir uns wieder der schon bei der Methode von PURANEN und TOMULA beschriebenen Kühlerbatterie nebst Kjeldahlkolben an Stelle der Bechergläser.

Die korrigierte Methode gestaltete sich dadurch wie folgt:

2 g Substanz werden mit 100 cm³ 1,25%iger $H_2SO_4$ 30 Minuten lang unter dem Rückflußkühler gekocht, nach kurzem Abkühlen mit 71 cm³ 5%iger KOH (70,96 cm³ = 1,25%) versetzt und nach nochmaligem halbstündigen Kochen durch ein Glaswollpolster abfiltriert, mit Wasser und Aceton gewaschen, getrocknet, gewogen, verascht und zurückgewogen.

Die Ergebnisse aus den verschiedenen Verfahren zeigt TabelleI. Spalte 1 enthält 21 verschiedene Futtermittel, Luzerne-, Klee- und Wiesenheuproben, Gerste, Hafer, sowie einige Mischfuttermittel (Milchleistungsfutter, Schweinemastfutter, und Legemehl), also eine Kollektion der besonders häufig zur Untersuchung kommenden Futterstoffe. Spalte 2—5 zeigen nebeneinander die Rohfaserergebnisse der vier Vergleichsmethoden.

Wie SCHARRER [8] bereits feststellte, ergeben sich zwischen der Weender- und Tomulamethode oft recht erhebliche Unterschiede, die aber in vorliegender Arbeit stärker noch als bei Scharrers Untersuchungen in Richtung eines konstant höheren Gehaltes nach der Tomulamethode weisen.

Demgegenüber zeigen die Ergebnisse der Verfahren nach LEITENBERGER und OPL eine weit bessere Übereinstimmung mit den Weenderwerten. Immerhin gibt es auch hier noch Unterschiede bis zu 1,3% (Nr. 4 und Nr. 17) gegenüber einer größeren Anzahl von Fällen, in denen diese Abweichungen innerhalb der zulässigen Latitüde von 0,5% verbleiben.

Es lag nun der Verdacht nahe, daß die konstant höher liegenden Ergebnisse der Tomulamethode gegenüber den Weenderwerten etwas mit Wiederausflockungseffekten säurelöslicher Stoffe im alkalischen Medium zu tun haben; denn dies erschien uns bei der weitgehenden Verwandschaft der beiden Verfahren als die einzig mögliche plausible Fehlerquelle.

Wir setzten also neue Serien nach der Tomula- und Leitenbergermethode an, sammelten nach der sauren Kochung die Schwefelsäure, versetzten sie — wie nach der jeweiligen Methode vorgeschrieben — mit Kalilauge und kochten wiederum 30 Minuten. Sowohl bei der Leitenberger-, wie in wesentlich stärkerem Maße bei der Tomulamethode zeigten sich Koagulationen der vorher von der Säure gelösten Extraktstoffe, die nun wie üblich abfiltriert und als Glühverlust bestimmt wurden.

Wie aus Spalte 6 und 7 ersichtlich, ergaben sich bei der Tomulamethode auf diese Weise Ausflockungen bis zu 3,7% der Ausgangssubstanz. (incl. Glühverlust). Bei dem Verfahren nach LEITENBERGER und OPL wurde in Übereinstimmung mit den Angaben dieser Autoren [3] nur in einigen Fällen der Glühverlust von 0,50% stärker überschritten.

Es darf wohl angenommen werden, daß der wesentlich höhere Ausflokkungswert der Tomula- gegenüber der Leitenbergermethode trotz gleicher

Tabelle I

| Nr. | 1. Futtermittel (Schnitt, Trocknungsart) | 2. Weender- (Lepper) methode | 3. Puranen + Tomula | 4. Leiten- berger + Opl. (korr.) | 5. Leiten- berger + Opl. orig. | 6. Tomula alkal. Ausflock. | 7. Leitenb. alkal. Ausflock. | 8. Lignin- Methode n. Poppoff | 9. % Weender Rohfaser ×0,58 StW | 10. Abgezog. StWE. pro 1% Lignin |
|---|---|---|---|---|---|---|---|---|---|---|
| 1. | Rotklee 1. Schnitt Ger.-Tr. | 29,71 | 32,15 | 29,32 | 30,14 | 3,71 | 0,99 | 9,75 | 17,23 | 1,77 |
| 2. | Rotklee 1. „ künstl. getr. | 20,01 | 22,50 | 20,26 | 20,34 | 1,33 | 0,56 | 6,65 | 11,61 | 1,74 |
| 3. | Ldsb. Gem. 1. „ künstl. getr. | 21,39 | 23,38 | 21,26 | 21,67 | 1,43 | 0,45 | 8,61 | 12,41 | 1,44 |
| 4. | Rotklee 1. „ Bod.-Tr. | 29,40 | 30,59 | 28,40 | 28,12 | 1,57 | 0,61 | 11,30 | 17,05 | 1,51 |
| 5. | Wiesenheu 1. „ Bod.-Tr. | 29,40 | 29,61 | 28,58 | 27,94 | 0,55 | 0,74 | 8,64 | 17,05 | 1,97 |
| 6. | Luzerne 1. „ Ger.-Tr. | 33,96 | 36,80 | 34,21 | 33,97 | 2,33 | 0,99 | 13,22 | 19,70 | 1,49 |
| 7. | Wiesenheu 1. „ Bod.-Tr. | 31,50 | 32,54 | 31,82 | 31,41 | 0,98 | 0,77 | 12,26 | 18,27 | 1,49 |
| 8. | Wiesenheu 1. „ Bod.-Tr. | 28,40 | 29,36 | 28,68 | 28,46 | 0,67 | 0,36 | 6,47 | 16,47 | 2,55 |
| 9. | Wiesenheu 1. „ Bod.-Tr. | 26,81 | 28,66 | 27,76 | 27,45 | 3,05 | 0,57 | 10,54 | 15,55 | 1,47 |
| 10. | Luzerne 2. „ Ger.-Tr. | 28,09 | 30,36 | 29,06 | 28,50 | 3,55 | 0,46 | 14,28 | 16,29 | 1,14 |
| 11. | Luzerne 1. „ Ger.-Tr. | 27,93 | 30,54 | 28,87 | 28,88 | 1,81 | 0,43 | 10,96 | 16,20 | 1,48 |
| 12. | Wiesenheu 1. „ Bod.-Tr. | 31,24 | 32,63 | 32,33 | 31,30 | 0,51 | 0,76 | 10,89 | 18,12 | 1,66 |
| 13. | Luzerne 2. „ Ger.-Tr. | 24,59 | 25,20 | 25,16 | 24,98 | 0,57 | 1,08 | 14,99 | 14,26 | 0,95 |
| 14. | Milchvieh-Mischfutter | 13,45 | 18,35 | 12,45 | 12,40 | 3,44 | 0,63 | 8,69 | | |
| 15. | Milchleistungs-Mischfutter | 17,27 | 18,64 | 16,51 | 16,12 | 1,89 | 0,39 | 10,84 | | |
| 16. | Milchvieh-Mischfutter | 15,33 | 16,14 | 16,03 | 15,83 | 0,98 | 0,42 | 10,15 | | |
| 17. | Milchfu 16 Milchfutter | 18,46 | 23,60 | 19,70 | 19,83 | 3,41 | 1,24 | 10,57 | | |
| 18. | Legemehl | 7,24 | 9,21 | 7,35 | 7,31 | 2,19 | 0,48 | 3,48 | | |
| 19. | Hafer | 10,78 | 11,78 | 11,28 | 11,56 | 1,44 | 0,51 | 5,20 | | |
| 20. | Gerste | 5,28 | 6,05 | 5,76 | 6,01 | 0,55 | 0,74 | 1,80 | | |
| 21. | Schweine-Mast-Mischung | 5,81 | 6,76 | 6,29 | 6,32 | 0,93 | 0,88 | 1,50 | | |
| | S | 456,08<br>100% | 494,85<br>108,5% | 461,08<br>101,1% | 458,54<br>100,5% | 36,89 | 14,06 | | | |
| | S I | 444,68<br>100% | 457,96<br>102,99% | 447,02<br>100,52% | 444,48<br>99,96% | | | | | |

Säure- und Laugekonzentrationen, zusammenhängt mit der plötzlicheren Einwirkung der höher konzentrierten 28%igen KOH gegenüber einer nur 5%igen Lauge bei letzterer Methode. Außerdem vermag das Glaswollpolster (LEITENBERGER) die feinen, kolloidalen Ausfällungen nicht in dem Maße zurückzuhalten, wie ein Asbestfilter (Tomula). Dies erwies sich bei nochmaligem Aufkochen der alkalischen Flüssigkeit nach vorheriger Abfiltration des Ausgeflockten über Glaswolle durch erneut einsetzende feine Koagulationen. Interessant muß erscheinen, daß die Wiederausflockungen (Spalte 6) sich prozentual fast immer in der Größenordnung des Unterschiedes zwischen Tomula- und Weender-Methode bewegen.

Um einen statistischen Ausdruck für den Grad der Übereinstimmung zwischen Weender-, Tomula- und Leitenberger-Methode zu gewinnen, addierten wir die %-Gehalte aller untersuchten Futtermittel innerhalb der einzelnen Methoden und setzten die Summen ins Verhältnis zur Summe der Weenderwerte (= 100). Die Angaben finden sich in der waagerechten Spalte.

Subtrahiert man nun von der Summe der Weenderwerte das 21-fache des Glühverlustes (21 × 0,543 = 11,4), von den Tomulaergebnissen die Summe der Wiederausflockungen incl. Glühverluste (36,89) und von dem Gesamtbetrag der Leitenberger-Rohfasern ebenfalls die Summe der Ausflockungen incl. Glühverluste (14,06), die sich nur geringfügig von den reinen Glühverlusten (21 × 0,5 = 10,50) unterscheiden, dann erhält man die in Spalte S I ersichtlichen Relativwerte.

Danach liegen die Ergebnisse der Tomulamethode im ∅ etwa 3% über den Weenderwerten, während das korrigierte Leitenberger-Verfahren um 0,5% höhere Ergebnisse zeigt und die Originalmethode mit 99,96% in der statistischen Bilanz praktisch voll mit der Verbandsmethode übereinstimmt.

Merkwürdig erscheint zunächst, daß die nach der korrigierten Vorschrift gewonnenen Werte trotz höherer Laugekonzentration etwas über denen der Originalmethode liegen. Man kann dieses Phänomen aber wohl mit Recht auf den Umstand zurückführen, daß beim Arbeiten nach der Originalvorschrift im Becherglas durch Verdampfen das Volumen sowieso stets etwas abnimmt bei steigender Konzentration der Lösung, was in unserer Modifikation der Leitenberger-Methode, die ja den Rückflußkühler benutzt, ausgeschlossen ist.

Auf die dargestellten Ergebnisse hat sich die niedrigere Kalilaugekonzentration bei der Originalmethode, wie ersichtlich, jedenfalls kaum ausgewirkt.

Innerhalb der verglichenen Verfahren zeigten die Parallelen bei der Lepper- und Leitenbergermethode gute Übereinstimmung. Das Tomulaverfahren besaß fast stets eine etwas stärkere Streuung.

Aus all den angeführten Kriterien heraus scheint uns die Leitenberger-Methode dem Tomula-Verfahren klar überlegen zu sein. Ihre weit bessere Übereinstimmung mit der Verbandsmethode nach LEPPER neben dem hohen Maß an Arbeits- und Zeitersparnis dürfte sie vor der Vorschrift nach TOMULA und anderen Verfahren für eine stärkere Einbürgerung in die Futtermittelanalyse qualifizieren. Wir empfehlen dazu in Abänderung der Originalvorschrift die Benutzung einer Kühlerbatterie mit abgesprengten Kjeldahlkolben und doppeltdurchbbohrten Stopfen, wie schon eingangs beschrieben.

### 2. Die Wertigkeitsberechnung bei Rauhfuttermitteln unter Berücksichtigung des Ligningehaltes

Bei der Futterbewertung ist es nicht angängig, einfach die Menge der verdaulichen Nährstoffe als Berechnungsgrundlage zu wählen. KELLNER[2] zeigte vielmehr in seinen klassischen Ausnutzungsversuchen, daß daneben auch die Produktionskraft dieser Nährstoffe zu beachten ist, die oft sehr starke Unterschiede aufweist.

Ein großer Teil unserer Futterstoffe erzielt im tierischen Stoffwechsel ja nicht dieselbe Wirkung, also den gleichen Ansatz, als wenn die Nährstoffe, die aus ihnen verdaut worden sind, in reiner, isolierter Form dem Organismus zugeführt worden wären. Diese Erscheinung dürfte in der Hauptsache auf Energieverluste durch die Kau- und Verdauungstätigkeit, durch mikrobiellen Abbau, Methanbildung usw. zurückzuführen sein.

Besonders bei den Rauhfuttermitteln ist die Diskrepanz zwischen dem thermodynamischen Rechenexempel unter Zugrundelegung der verdaulichen Nährstoffmengen und der tatsächlich erzielten Leistung in Form des Fettansatzes sehr erheblich.

Diese Minderung der Produktionskraft, die nur bei pflanzlichen, rohfaserhaltigen Stoffen in Erscheinung tritt, ist aufs engste verknüpft mit der Härte des Futtermittels, also seinem Rohfaseranteil. All die Futterstoffe, welche in ihrem Produktionsvermögen hinter der theoretischen Berechnung zurückbleiben, sind also gleichsam nicht vollwertig und müssen durch die im Tierversuch gewonnenen Wertigkeitsfaktoren auf ihren effektiven Produktionswert hin korrigiert werden.

Bei den Rauhfuttermitteln verzichtet man jedoch auf die Wertigkeitszahlen und bringt statt dessen proportional dem totalen Rohfasergehalt pro % Rohfaser 0,58 (0,29) St.W.E. in Abzug. Man läßt sich hier von der Beobachtung leiten, daß 100 g verzehrte Rohfaser die Fettproduktion im ♂ um 14,3 g herabdrücken. (Bei Spreu nur die Hälfte.) Da 14,3 g Fett zu erzeugen sind mit 58 g reinem Stärkemehl, bewirkt also jedes g Rohfaser einen Ansatzverlust, den 0,58 g reiner Stärke ausgleichen könnten, wodurch sich der Abzugswert 0,58 erklärt.

Es darf jedoch mit Recht gefolgert werden, daß die Wertigkeit eines Rauhfuttermittels im allgemeinen umso geringer ist, je unverdaulicher seine Rohfaserbestandteile sich zeigen. So besitzen doch, wie bereits KELLNER nachwies, Torf und Sägemehl als Extreme einen schon ausgesprochen negativen Futterwert. Da nun die Zusammensetzung der Rohfaser keineswegs einheitlich, oder auch nur ähnlich ist, sondern im Gegenteil außerordentliche Unterschiede in den Anteilen der einzelnen Komponenten zeigt, wie wir in früheren Versuchen[7] darstellen konnten, scheint es sehr gewagt, die Rohfaser mit einem Anteil von 50% unverdaulicher, inkrustierender Stoffe durch den gleichen Abzugsfaktor (0,58 St.W.E./1% R.F.) auf ihren wahren Produktionswert hin zu reduzieren wie eine andere Rohfaser, die vielleicht einem künstlich getrockneten Heu entstammt und nur zu 25% aus Lignin, Kutin u. a. besonders wertmindernden Stoffen besteht.

Es muß deshalb darauf hingezielt werden, durch Respirationsversuche genauestens den Einfluß des Lignins — als des anteilmäßig bedeutsamsten Bestandteils der Inkrusten — auf die Minderung des Produktionswertes der Rauhfuttermittel zu klären.

Wir untersuchten die in Tabelle I aufgeführten Proben nach der Methode POPPOFF[5] auch auf ihren Ligningehalt (Spalte 8).

2 g Einwaage wurden in einem 1 L-Kjeldahlkolben (verkürzter Hals) mit 50 cm³ der Reaktionslösung (40% $ZnCl_2$ in conc. HCl) versetzt, unter mehrmaligem Umschwenken 18 Std. bei Zimmertemperatur stehen gelassen, durch ein Glaswollfilter abgesaugt, getrocknet, gewogen, verascht und zurückgewogen. Die Parallelwerte lagen recht gut zusammen.

Wir bestimmten weiterhin von den Rohfaserwerten der Weender-Methode die nach dem bisherigen Verfahren notwendigen Abzüge (% Rohf. × 0,58), welche in Spalte 9 aufgeführt sind. Nach Division dieser Abzüge durch den Ligningehalt ergibt sich in Spalte 10 ein Überblick, der die Anzahl Stärkewert-Einheiten wiedergibt, die pro 1% Lignin nach dem herkömmlichen Berechnungssystem in Abzug gebracht würden.

Da der Ligningehalt eines Futtermittels sicherlich in ausschlaggebender Weise an der Senkung des Produktionswertes gegenüber der theoretischen Vorberechnung beteiligt ist, wird das große Interwall von 0,95—2,55 St.W.E., die auf 1% Lignin in Abzug kommen, als ein Hinweis dafür gelten können, daß mit unserer derzeitigen Bewertung der Rauhfuttermittel, insbesondere ihres Anteils an Zellmembranstoffen, die tatsächlichen Verhältnisse noch nicht ausreichend erfaßt sind.

Es besteht daher ein dringendes Bedürfnis für exakte Respirationsversuche, die die Einwirkung des Lignins — als der in diesem Zusammenhang wichtigsten, chemisch identifizierbaren Komponente der Rohfaser — auf den Produktionswert der Rauhfuttermittel erhellen. Über den Ligningehalt dürfte sich am ehesten eine verhältnisgetreue Berechnung der Wertigkeit dieser Futterstoffe erreichen lassen. Die Bestimmung nach POPPOFF und das Leitenbergerverfahren als Rohfasermethode zur üblichen Futterwertberechnung nehmen erfahrungsgemäß gemeinsam kaum mehr Zeit und Mühe in Anspruch als die derzeitige Verbandsmethode mit ihrer doppelten Asbestfiltration allein.

## 3. Zusammenfassung

1. Ein Vergleich der Rohfasermethoden nach LEPPER, PURANEN und TOMULA, sowie LEITENBERGER und OPL zeigt, daß das letztere Verfahren auf Grund seiner guten Übereinstimmung mit der Verbandsmethode und wegen des geringen erforderlichen Arbeitsaufwandes, sich gut für eine stärkere Einführung in die Futtermittelanalyse eignet.
2. Der an Stelle eines Wertigkeitsfaktors bei den Rauhfuttermitteln verwandte Abzug von 0,58 St.W.E./1% R.F. ist für eine exakte Futterwert-

berechnung nicht ausreichend. Respirationsversuche, die die Beziehungen zwischen dem Ligningehalt eines Rauhfuttermittels und seinem Produktionswert darlegen, werden für dringend erforderlich gehalten, weil die Wertigkeit der Rauhfuttermittel in wesentlichem Maße von dem Gehalt an inkrustierenden Stoffen abhängen dürfte. Das bisherige Verfahren bringt bei den von uns untersuchten Proben Beträge zwischen 0,95 und 2,55 St.W.E. pro % Lignin in Abzug, was als abwegig anzusehen ist.

## Literatur

[1] HENNEBERG u. STOHMANN: Landw. Vers.-Stat. 1919, 95 (29).
[2a] O. KELLNER: Nobbe Landw. Vers.-Stat. 1900 Bd. 53.
[2b] O. KELLNER u. A. SCHEUNERT: Grundzüge der Fütterungslehre. Paul Parey 1952.
[3] L. LEITENBERGER u. B. OPL: Die Bodenkultur 3. Jahrgg. 1949 Heft 4.
[4] LEPPER: Landw. Vers.-Stat. 117 (125—129) 1933 oder Methodenbuch Bd. III S. 23.
[5] J. D. POPPOFF: Zeitschr. f. Tierern. u. Futtermittelkunde 1938 Bd. 1.
[6] U. H. PURANEN u. E. S. TOMULA: Ztschr. Unters. Lebensmittel 72, 1936, S. 111.
[7] H. W. SCHARPENSEEL: Landwirtschaftliche Forschung Bd. 4 Heft 3.
[8] K. SCHARRER: Ztschr. f. Pfl. Ern. Dgg. u. Bkd. 40 (85) Bd., Heft 1, 1948, S. 54.

Aus dem Institut für Tierzucht der Martin-Luther-Universität Halle-Wittenberg
(Direktor: Prof. Dr. WUSSOW)

*J. WENIGER, K. FUNK*

# AUSSCHLACHTUNGSVERSUCHE UND SCHLACHTMETHODEN AN SCHWEINEN UNTER BERÜCKSICHTIGUNG IHRER FUTTERVERWERTUNG

Die versuchsmäßige Ausschlachtung von Schweinen ist eine in der Tierzucht und Tierernährung lange bekannte Untersuchungsmethode zur Ermittlung der anatomischen Verhältnisse und des Nährstoffgehaltes im Schweinekörper. Desgleichen finden bei den Ausschlachtungen die Schlachtqualität, der Schlachtverlust und gewisse Anforderungen des Marktes weitgehende Berücksichtigung. Ferner werden mit Schlachtbeobachtungen auch Typuntersuchungen in Verbindung gebracht, da die Zusammenhänge zwischen Erscheinungsform und Leistung bei Schweinen nur so bearbeitet werden können.

Die ersten Ausschlachtungen, unter anderem auch an Schweinen, führten in der Mitte des vorigen Jahrhunderts LAWES u. GILBERT [20] in England aus. Diese beiden Forscher schlachteten 80 Schweine, analysierten sie chemisch vollständig und errechneten die prozentuale Zusammensetzung des Zuwachses für Wasser, Eiweiß, Fett und Asche. Heute lassen sich die Ergebnisse dieser Arbeit für die Tierzucht nur noch bedingt anwenden, da die Schlachtgewichte der einzelnen Tiere beliebig gewählt wurden und die Rassen und der Futteraufwand keine Berücksichtigung fanden.

VISON, E. A. [31] brachte 1904 eine Abhandlung über die Methodik der Analyse ganzer Tierkörper.

SCHMIDT, J., VON SCHLEINITZ, M., LAGNEAU und ZIMMERMANN [25, 26] lieferten 1931 und 1933 eine bedeutende umfangreiche Arbeit über die Zusammensetzung des Schweinekörpers bei Mastschweinen verschiedener Gewichtsklassen. Hier wurden nach Rassen und Schlachtgewicht getrennt insgesamt 43 Schweine geschlachtet und analysiert. Aus dieser Veröffentlichung, die uns mit reichhaltigem Zahlenmaterial Einblick in die anatomischen Verhältnisse und den Nährstoffgehalt ganzer Schweinekörper gibt, lassen sich weitere zahlreiche Schlußfolgerungen ziehen, wie z. B. auch von STAHL, W. [29] über die Knochenstärke des Schweines und ihre Bedeutung zur Beurteilung und Leistung.

Eine weitere neuere Arbeit von STAHL, W. [28] behandelt neben der Untersuchung des Schlachtwertes und Schlachtverlustes auch die Organgewichte schwerer Mastschweine. SCHMIDT, J. u. VOGEL, H. [27] bearbeiteten mit Hilfe von Ausschlachtungsversuchen die Beziehungen von Leistung und Körperform zur Ausbildung der inneren Organe und stellten neben einer großen Streubreite und unabhängigen Schwankungen der Organgewichte voneinander eine gewisse positive Beziehung zwischen Herz- und Lebergewicht zur Mastdauer fest.

Die Schlachtmethoden, die in den vorstehenden Arbeiten, außer der von LAWES und GILBERT [20] angewandt wurden, sind im Prinzip die gleichen. Für weitere Untersuchungen von ADLUNG, R.[1], AHRENS, H.[3], ARKULARIUS [2], BAETHGE. C. [5], CLAUSEN, H. [7], HARING, F. [10, 11], HARING, F., GRUHN, R., SCHAAF, A. [14], HELSER u. BAUER [16], HOFMANN, F., KÜRBS u. KLEIBER [17], KRÜGER, W. H. [19], STEINBACH [30], WENIGER, J. H. [33, 34], WUSOW u. WENIGER, J. H. [35], VÖLZ, W. [32] trifft dies ebenso zu. Die zur Untersuchung gelangenden Schweine werden nach der Ausschlachtung entlang der Wirbelsäule in zwei Hälften geteilt, wovon eine in die Teilstücke Kopf, Kotelett mit Kamm, Schinken, Bauch und Blatt, Speckseite und Flomen zerlegt wird. Je nach der Fragestellung der Versuche werden anatomische und chemische Bestimmungen und Feststellungen über den Schlachtverlust, die Teilstückgewichte und ihre Relation zum Schlachtgewicht vorgenommen, so daß jeweils die Schlachtmethoden um dieses Hauptprinzip variieren.

Ferner wurden eine ganze Reihe von anderen Arbeiten herausgebracht, die den Ausschlachtungsversuch zur Grundlage haben. Über die chemische Zusammensetzung des Fleisches bei verschiedener Ernährung arbeiteten DISSELHORST, G. [8], WENIGER, J. H. [34], während ESSKUCHEN, E. u. NEBELUNG, A. [9] noch den Einfluß der Haltung während der Mastzeit in Rechnung stellten. Die Fragen der Schlachtqualität in bezug auf Feuchtigkeit, Reife, Farbe, Durchwachsung usw. fanden bei BAUER, R. [6], HEIDENREICH, CH. [15], LEHMANN, C. [21], OTT, FR. [24], ZORN, W., HEIDENREICH, CH. [37] u. a. Bearbeitung. Und schließlich befaßten sich MANGOLD, E. [22], KLIESCH, J. [18], ZORN, W., RICHTER, K. u. FERBER, E. [38] mit der objektiven Feststellung der Speck- und Fleischfestigkeit mit Hilfe des Sklerometers.

Diese kurze Aufzählung einiger Arbeiten auf dem Gebiet der Versuchsschlachtungen an Schweinen mag zeigen, wie vielseitig die Fragen sind, die uns z. T. beantwortet wurden, jedoch kommen viele neue hinzu.

Die Forschung der Tierzucht und Tierernährung bearbeitet laufend die Probleme

1. der Futterverwertung,
2. der Beziehung zwischen Typ und Leistung,
3. der Vererbung der Leistungseigenschaften.

Ergebnisse in diesen 3 Punkten sind mit exakten Leistungsprüfungen verbunden, die in der Schweinezucht in Form von Mast- und Schlachtversuchen neben der allgemeinen Zuchtleistungsprüfung bestehen.

Jeder Mastversuch, soweit er für die wissenschaftlichen Feststellungen der Futterverwertung in Betracht kommt, muß mit dem Ausschlachtungsversuch aller Tiere abschließen. Ältere und neuere Arbeiten unterstreichen diese Forderung. Bei der Ermittlung der wichtigsten Eigenschaft, von der die Beantwortung weiterer Fragen abhängt, nämlich der Futterverwertung der Schweine, kommen wir letzten Endes um den Schlachtversuch nicht herum.

ZORN, W. [36] z. B. definiert die Futterverwertung als „Auswertung des gesamten Futters für eine bestimmte tierische Leistung“. Die Maßstäbe jedoch, die wir zur Beurteilung dieser Leistungseigenschaft heranziehen, können durchaus verschiedenen Überlegungen entspringen, und daher zu unterschiedlichen Ergebnissen führen. Die meisten Mastversuche bei Schweinen enden mit der Errechnung der durchschnittlichen täglichen Zunahme und der Verwertungszahl nach LEHMANN. Letztere gibt an, wieviel Gesamtnährstoff für einen Zuwachs von 100 kg Lebendgewicht verbraucht worden ist. Die Verwertungszahl ist jedoch in entscheidendem Maß ein Ausdruck des finanziellen Erfolges der Mast aus nachstehenden Überlegungen heraus.

Es hat sich gezeigt, daß mit zunehmender Fetteinlagerung, bedingt durch Rasse, Fütterung und Alter der Schweine, die Verwertungszahl ungünstiger wird, d. h. ein erhöhter Verbrauch an verdaulichen Nährstoffen pro 100 kg Lebendgewichtszunahme findet statt. Man bezeichnet also die Tiere mit der höheren Energieeinlagerung von der wirtschaftlichen Seite her ganz mit Recht als kostspieliger und verfiel jedoch gleichzeitig damit in den Fehler, sie auch als „schlechte Futterverwerter" zu betrachten. Nährstoffökonomisch ist diese Formulierung nicht haltbar. Denn z. B. frühzeitig verfettende Schweine haben eine keineswegs geringere Futterverwertung. Die Verwertungszahl berücksichtigt nämlich nur in ungenügendem Maße die Art des Zuwachses. Nur dort, wo die Zusammensetzung des tierischen Zuwachses stets weitgehend gleichbleibend ist, hat sie absolute Gültigkeit. Beim Schwein ist diese Bedingung jedoch nicht gegeben, durch die verschieden starke Fetteinlagerung während der Mast. Es kann hier also nur der Ausschlachtungsversuch durch Gegenüberstellung der im Futter aufgewendeten zu den im Tierkörper gebildeten Nährstoffen über das tatsächliche Futterverwertungsvermögen Aufschluß geben. Da jedoch die ganze Mast wirtschaftlich bleiben muß, ist daneben die Berechnung der Verwertungszahl unerläßlich. Ziel der Untersuchungen ist es, zu ermitteln, ob die beste Futterverwertung, festgestellt an Hand des Vergleiches von aufgewendeten zu gebildeten Nährstoffen, mit einem optimalen geldlichen Erfolg zu vereinbaren geht. Diese Forderung widerspricht zwar den bisherigen Erfahrungen, da nach unseren Untersuchungen die fettwüchsigen Rassen und Typen den niedrigsten Kalorienverlust bei der Gegenüberstellung von Aufwand und Leistung zeigten. Jedoch erscheint züchterisch durchaus diese Koppelung als möglich [35]. Eine ähnliche Entwicklung kennen wir aus der Rinderzucht, wo wir heute sehen, daß eine hohe Milchmenge und ein hoher Fettgehalt entgegen früheren Ansichten züchterisch durchaus vereinbar sind.

Diese Gedankengänge sind nicht neu, denn AXELSSON [4] äußerte schon 1933: „Es ist wahrscheinlich, daß die langgestreckte Körperform — der leptosome Typ — sich mager hält, aber auch im Zusammenhang mit einer schlechten Futterverwertung steht. Die Dänischen und Schwedischen Feststellungen, daß die mageren Schweine weniger Futter als die fetten brauchen, deutet nämlich nicht an, daß die ersteren die beste Futterverwertung haben, da zwischen dem Zuwachs dieser zwei Gruppen eine große Differenz an Energiegehalt vorhanden ist." Hier steht man vor dem Problem, was uns bei den im hiesigen Institut laufenden umfangreichen Ausschlachtungen beschäftigt. Die Andeutungen, die HARING, F. [11] 1949 in bezug auf diese Arbeitsmethode macht, haben sich bei den inzwischen vorliegenden hiesigen Versuchsergebnissen bestätigt [34, 35]. „Wir müssen den in Kalorien gemessenen Nährstoffaufwand den ebenfalls kalorimetrisch bestimmten erzeugten Fleisch- und Fettmengen gegenüberzustellen, um die Tiere und Typen zu erkennen, die unter Berücksichtigung ihres Eiweißbedarfes die volkswirtschaftlich höchsten Werte aus dem geringsten Nährstoffaufwand erzeugen. Aus dieser Auslegung des Begriffes ‚Futterverwertung' baut sich einerseits eine neue Betrachtungsweise des Typs und der Rasse und damit der Nutzungsrichtung auf und ergibt sich andererseits die Notwendigkeit, bei allen Mastleistungsprüfungen oder Rassewertprüfungen eine Methode anzuwenden, die eine einwandfreie Bestimmung des Nährstoffaufwandes eines jeden Schweines sowie seiner tatsächlichen Fleisch- und Fettbildung erlaubt."

Selbst Dänemark ist diesem Problem nachgegangen. 1944 begann JESPERSEN (zitiert von MESSERSCHMIDT [23]) mit seinen Untersuchungen über die anatomische Zusammensetzung des Schweinekörpers. Seine interessante Arbeit befaßt sich mit der Ermittlung des Kaloriengehaltes des Zuwachses während der Mastzeit. Dieser Größe stellt er die aufgenommenen Nährstoffe gegenüber und kommt schließlich zu einer Bilanzrechnung, welche er die Ausnutzung der Bruttoenergie des Futters nennt. Sie liegt ohne große Schwankungen während der ganzen Wachstumsperiode bei etwa 35%. Es ist überraschend, daß sich dänische Forscher auch mit dieser Art von Untersuchungen befassen. Generell rechnet man dort mit der Höhe des Aufwandes an Futtereinheiten für 1 kg Zuwachs den Erfolg der Mastzeit aus. Die Aufwendung dieses Maßstabes ist bei der standardisierten Schweinefleischproduktion Dänemarks durchaus erklärlich. Hat nämlich ein Tier bei der dortigen Mastprüfung einen zu hohen Aufwand an Futtereinheiten, ist es entweder physiologisch gesehen ein schlechter Futterverwerter oder es ist zu stark fettwüchsig. Erstere Eigenschaft macht das Tier sowieso untauglich und letztere ist im Sinne der dortigen Bacon-Erzeugung unerwünscht. Wenn trotzdem die Berechnung der Futterverwertung zunächst versuchsmäßig auf der Basis einer Kalorienbilanz erfolgt, so deshalb, weil man erkannt hat, daß die Futterausnutzung bestimmt auf der Grundlage der erzeugten Energiemengen völlig andere Resultate zeigt, als wenn man den Verbrauch an Futtereinheiten je kg Zuwachs benutzt [23]; also die gleichen Gedankengänge, die uns auch bei unseren Untersuchungen leiteten. Dazu kommt in Deutschland eine weitere Notwendigkeit für eine derartige Betrachtung, die bedingt ist durch die Rassenvielfalt und die verschiedenen Mastmethoden, oder anders ausgedrückt, durch die vielseitigen wirtschaftlichen Verhältnisse.

Aus dem vorstehend Gesagten geht hervor, daß bei einer versuchsmäßigen Bearbeitung dieser aufgeworfenen Fragen die Art der Ausschlachtung zur Ermittlung der angesetzten Nährstoffmengen eine entscheidende Rolle spielt.

Bei bisherigen Ausschlachtungsversuchen und bei der Mastleistungsprüfung bei Schweinen vor dem Kriege wurde die Nutzungsrichtung des betr. Tieres durch die Berechnung des Fett-Fleisch-Verhältnisses ausgedrückt. Nach Zerlegung der linken Hälfte wurden die Gewichte von Speck und Flomen als Fettanteil und die von Schinken und Kotelett als Fleischanteil gerechnet und gegenseitig ins Verhältnis gesetzt. Diese Methode ist für unsere

Versuche und für die Mastleistungsprüfung nicht mehr vertretbar. Die eingelagerten Fettmengen im Schinken und im Kotelett bleiben hierbei unberücksichtigt. Aus diesem Grunde kommt man zu erheblichen Abweichungen, welche nach HARING, F. u. GRUHN, R.[12, 13] im Mittel um 200% mit einer Schwankungsbreite von 100% über dem tatsächlichen Fleischanteil liegen. Eigene Nachprüfungen ergaben eine ähnlich starke Abweichung. Außerdem täuscht diese Methode ein vollkommen anderes Nährstoffverhältnis im Schweinekörper vor.

HARING, F.[10] und HARING, F., GRUHN, R.[12, 13] veröffentlichten in mehreren Arbeiten verschiedene Schlachtmethoden, die an insgesamt 114 Schweinen verschiedener Rassen und Kreuzungen im Gewicht von 100 kg ermittelt wurden. Die Untersuchungen von HARING und Mitarbeiter gehen darauf hinaus, möglichst genau den Anteil an Fleisch und Fett für jedes Tier zu ermitteln. Zunächst schlachteten und werteten sie die Tiere nach ihrer Methode B aus:

Zerlegung jedes Teilstückes (Kopf, Kotelett mit Kamm, Bauch und Blatt, Schinken, Speck) in Fleisch, Fett, Schwarten und Knochen.

Nach einer Fettbestimmung des Gesamtfleisches wird das ermittelte Rohfett von diesem in Abzug gebracht und dem Gesamtfett (= Speck ohne Schwarte, Flomen und anatomisch herausgetrenntes Fettgewebe des Gesamtfleisches) zugerechnet.

Berücksichtigung des Nährstoffgehaltes von Darmfett und Innereien.

Unter der Annahme, daß die Methode B genau die Fleisch- und Fettmengen erfaßt, suchte HARING nach einer einfacheren Methode, da erstere sehr umständlich ist. Diese Vereinfachung besteht darin, nur die 4 Teilstücke Schinken, Rückenstück, Speck und Flomen einer Hälfte in Fleisch, Fett, Knochen und Schwarten zu zerlegen unter Berücksichtigung des im Muskelfleisch verbleibenden Rohfettes. Diese Methode D 2 korrelierte er mit der Methode B, um festzustellen, wie weit die Abweichungen gehen.

Die angeführten Ausschlachtungsversuche von HARING und Mitarbeitern stellen also eine Vereinigung von anatomischen und chemischen Untersuchungen dar, die in der Bestimmung des Fleisch- und Fettanteiles enden. Es werden im Laufe der Untersuchungen zunächst anatomisch aus allen Teilstücken die Fett- und Fleischpartien voneinander getrennt und schließlich das vom Fett befreite Muskelfleisch der chemischen Fettbestimmung zugeführt. Je nach der Genauigkeit der anatomischen Trennung bekam HARING Fettprozentzahlen im Gesamtfleisch von 6,14—18,57% (Untersuchungen 1948/49 im Tierzuchtinstitut Halle an 44 Fleischproben). Indem aber das chemisch ermittelte Fett dem anatomisch bestimmten in Flomen, Speck und Fleischfett einfach zugerechnet wird, unterläuft grundsätzlich ein Fehler, da das angesetzte Fett im Schweinekörper einen Trockensubstanzgehalt von etwa 93—95% hat. Man kann chemisch bestimmtes und vollkommen wasserfreies Fett nicht mit anatomisch ermittelten addieren. Der Gesamtfettgehalt enthält dann bei einem 100 oder 130 kg schweren Versuchstier eine Fehlerquelle von etwa 3—4 kg.

Zieht man auf der einen Seite jedoch das Rohfett des Fleisches ab und schlägt es dem Gesamtfettgehalt zu, so muß man andererseits auch die Eiweißmengen im anatomisch ausgesonderten Fleischfett und im Speck und Flomen dem Fleischgehalt zurechnen. Dies ist bei der hier angegebenen Methode umso wichtiger, da eine ideale Trennung von Fleisch- und Fettpartien vor allem am Kopf, Kotelett und Bauch niemals erfolgen kann.

Eine weitere Ungenauigkeit ergibt sich bei der Festlegung des Gesamtfettgehaltes daraus, daß Knochen, Schwarten, Borsten, Abfall und Blut gänzlich unberücksichtigt bleiben, selbst bei der Vergleichsmethode B. Daraus errechnet sich für ein 100 kg-Schwein im Durchschnitt eine Fehlmenge an Fett von 3 kg und an Eiweiß von 5 kg.

Die Schwankungsbreite des tatsächlichen Fleisch- und Fettanteils (Methode B) zu dem nach der vereinfachten Methode D 2 festgestellten beträgt bei HARING, F. u. GRUHN, R.[13] für das Fett 9% und für das Fleisch 7%. Bei einem 100 kg schweren Schwein z. B. könnte bei der Bestimmung des Fettgehaltes ein Fehler bis zu 9 kg auftreten. Diese Menge erscheint als die äußerst zulässige Grenze der Genauigkeit.

Will man die Ausschlachtungsergebnisse so genau gestalten, daß eine Schlußfolgerung auf die Futterverwertung zulässig ist, müssen die gefundenen Werte in ihrer absoluten Größe den tatsächlichen Verhältnissen möglichst nahe kommen, d. h. alles erfaßt werden, was das Tier während der Mastzeit bildet. Dabei ist es überhaupt fraglich, ob die Forderung, die ja auch HARING stellt, durch einen Vergleich von Aufwand und Leistung auf der Basis der Kalorie das Futterverwertungsvermögen zu bestimmen, nach seiner Schlachtmethode erfüllbar ist. Die errechneten Fleisch- und Fettmengen sind nach obenbeschriebener Methodik ein chemisch und nährstoffmäßig viel zu dehnbarer Begriff für derartige Vergleiche, wie eben gezeigt wurde, abgesehen von der arbeitsmäßigen Belastung dieser Methode.

Der grundsätzliche Unterschied zu unseren Untersuchungen besteht darin, daß wir nicht die Feststellung der Fleisch- und Fetteile, sondern der im Tierkörper enthaltenen Nährstoffe vorzogen. Daraus entwickelt sich folgende Schlachtmethode:

Beim Töten wird das Blut aufgefangen und gewogen.

Nach dem Brühen werden die Borsten gesammelt, getrocknet und gewogen. Während der Ausschlachtung erfolgen Gewichtsfeststellungen für alle Innereien einzeln an:

| | | |
|---|---|---|
| Zunge | Lunge und Schlund | |
| Herz | Nieren | |
| Milz | Leber | |
| Gehirn und Rückenmark | Magen | voll und leer |
| Darmfett | Dünndarm | |
| | Dickdarm | |

Der Abfall, bestehend aus Klauen, Augen, Augenlid, innere Ohrmuschel, Geschlechtsteile, Galle und Blase (leer) werden gemeinsam gewogen.

Das Schwein wird anschließend entlang der Wirbelsäule durch einen Sägeschnitt in eine linke und eine rechte Hälfte zerlegt. Dies hat so exakt zu geschehen, daß die Gewichtsdifferenz der beiden Hälften nicht höher als 250 g liegt. Blut, Borsten, Innereien und der Abfall kommen einzeln am gleichen Tage zur chemischen Untersuchung auf Trockensubstanz, Eiweiß, Fett und Asche.

Nach einer 24-stündigen Auskühlung der beiden Hälften werden diese abermals gewogen und die linke Hälfte in die Teilstücke

Kopf, Kotelett mit Kamm, Bauch mit Blatt, Schinken, Speck und Flomen

zerlegt. Die Zerlegung wird auf eine anatomisch genau festgelegte Art und Weise bei jedem Tier gleich vorgenommen. Diese Teilstücke unterliegen nach ihrer Aufteilung in Schwarten, Knochen und Fleisch abermaligen Gewichtsfeststellungen. Unter Fleisch ist hier alles das zu verstehen, was an einem Teilstück nicht Knochen und Schwarten sind, also einschließlich den ein- und aufgelagerten Fettpartien. Die Fleischmengen der Teilstücke werden einzeln im Fleischwolf und anschließend im Elektrokutter zu einer ganz homogenen und feinsten Masse verarbeitet, von der ein aliquoter Teil zur chemischen Analyse gelangt. Knochen und Schwarten kommen getrennt aber von allen Teilstücken gemeinsam bei 3 Atmosphären Druck in den Autoklaven und werden so für die Analyse vorbereitet. Das Gleiche gilt für den Abfall. Die Ergebnisse der einen Hälfte werden mit 2 multipliziert und die Nährstoffmengen vom Blut, Borsten, Innereien und Abfall dazu addiert. Am Ende der Untersuchung erhält man demnach durch Addition aller Teiluntersuchungen die gesamte Nährstoffmenge des Schweinekörpers. Diese wird als Gesamt-Fett- und als Gesamt-Eiweißgehalt in Prozent des Schlachthausgewichtes angegeben (Gewicht des lebenden Tieres unmittelbar vor dem Schlachten) abzüglich des festgestellten Magen- und Darminhaltes.

Bisher wurden nach dieser Methode, die hier nur in ganz groben Zügen ge-

*Chemische Zusammensetzung in % der Ursubstanz bei 100, 130 und 150 kg schweren Schweinen*

| | Trockensubst. | | Eiweiß | | Fett | | Asche | |
|---|---|---|---|---|---|---|---|---|
| | 100 kg | 130 150 kg | 100 kg | 130 150 kg | 100 kg | 130 150 kg | 100 kg | 130 150 kg |
| Herz | 25,89 | 26,17 | 15,77 | 15,86 | 9,11 | 9,19 | 1,01 | 1,12 |
| Milz | 23,82 | 23,42 | 17,15 | 17,40 | 5,02 | 4,28 | 1,57 | 1,74 |
| Zunge | 32,00 | 35,11 | 14,70 | 15,28 | 16,31 | 18.96 | 0,99 | 0,87 |
| Nieren | 19,26 | 22,93 | 15,26 | 17,04 | 2,76 | 4,50 | 1,24 | 1,39 |
| Lunge und Schlund | 27,76 | 29,98 | 13.08 | 12,86 | 13,62 | 16,19 | 1,06 | 0,93 |
| Leber | 28,34 | 29,61 | 19,50 | 21,71 | 7,32 | 5,97 | 1,52 | 1.93 |
| Magen | 22,95 | 24,58 | 15,21 | 14,98 | 6,85 | 8,62 | 0,89 | 0,98 |
| Dünndarm | 15,58 | 17,79 | 12,76 | 14,46 | 1,96 | 1,96 | 0,86 | 1,37 |
| Dickdarm | 34,69 | 31,11 | 7,74 | 7,48 | 26,38 | 23,25 | 0,57 | 0,38 |
| Gehirn und Rückenmark | 26,13 | 26,86 | 10,16 | 10,59 | 14,01 | 14,32 | 1,96 | 1,95 |
| Darmfett | 75,18 | 78,79 | 2,84 | 3,67 | 71,98 | 74,75 | 0,36 | 0,37 |
| Blut | 20,33 | 20,33 | 19,24 | 19,24 | 0,12 | 0,12 | 0,97 | 0,97 |
| Borsten | 39,88 | 39,88 | 29,01 | 29,01 | 10,10 | 10,10 | 0,69 | 0,69 |
| Knochen | 62,11 | 60,00 | 18,21 | 18,15 | 18,60 | 16,78 | 25,30 | 25,07 |
| Schwarten | 39,88 | 38,13 | 29,01 | 27,15 | 10,18 | 10,37 | 0,69 | 0,61 |
| Abfall ♂ | 36,42 | 38,02 | 19,12 | 18,33 | 16,51 | 18,86 | 0,79 | 0,83 |
| Abfall ♀ | 22,12 | 23,42 | 17,23 | 16,07 | 4,05 | 6,46 | 0,84 | 0,89 |

schildert werden konnte, über 200 Schweine der Gewichtsklassen 30, 40, 100, 130 und 150 kg im hiesigen Institut analysiert. Selbstverständlich ist diese Methode kostspielig und zeitraubend, sie gibt aber mit größtmöglicher Genauigkeit den tatsächlichen Nährstoffgehalt wieder.

Während der Versuchsschlachtungen haben wir bezüglich eines Teiles der chemischen Bestimmungen Vereinfachungen vorgenommen. Und zwar zeigte sich, daß nachstehend aufgeführte Teile wegen der spezifischen Aufgaben, die sie im Tierkörper zu erfüllen haben, eine sehr gleichmäßige chemische Zusammensetzung aufweisen. Daher wurden hierfür die Analysenwerte verallgemeinert, jedoch erfolgte selbstverständlich auch weiterhin die einzelne Gewichtsfeststellung, da die Organe trotz gleicher chemischer Zusammensetzung oft starke Gewichtsschwankungen zeigen.

Von den oben angegebenen Organen und Körperteilen wurden mindestens 15 Vollanalysen jeder Gewichtsklasse durchgeführt, die bei der gefundenen guten Übereinstimmung in ihrem Durchschnitt ohne Bedenken verallgemeinert werden können.

Bei der Untersuchung von Speck und Flomen beschränken wir uns nur auf Feststellung der Trockensubstanz, da nach unseren Ermittlungen und den angegebenen Werten von SCHMIDT, J. und Mitarbeiter [25, 26] diese folgendermaßen beschaffen ist:

Zusammensetzung in % der Trockensubstanz

| | Eiweiß % | Fett % | Asche % |
|---|---|---|---|
| Speck | 2,27 | 97,60 | 0,13 |
| Flomen | 1,35 | 98,55 | 0,10 |

Die gefundene Trockensubstanz wurde mit Hilfe dieser Prozentzahlen auf den Nährstoffgehalt in Prozent der Ursubstanz umgerechnet.

Bei den 30 und 40 kg schweren Tieren erfolgte nach einer einzelnen Wägung der Organe eine Gesamtgewichtsfeststellung dieser (Zunge, Lunge und Schlund, Herz, Nieren, Milz und Leber) und eine gemeinsame chemische Untersuchung. Auch der Verdauungskanal wurde gemeinsam gewogen und chemisch verarbeitet. Die gefundenen Werte, mit denen wir bei den leichten Tieren rechnen, sind aus folgender Tabelle zu entnehmen:

*Chemische Zusammensetzung in % der Ursubstanz bei 30 und 40 kg schweren Schweinen*

| | Trockensubstanz % | Eiweiß % | Fett % | Asche % |
|---|---|---|---|---|
| Blut | 20,33 | 19,24 | 0,12 | 0,97 |
| Innereien | 21.91 | 15,41 | 4,92 | 1,58 |
| Gehirn und Rückenmark | 23,94 | 10,33 | 11,84 | 1,77 |
| Magen- und Darmkanal | 20,94 | 11,27 | 8,75 | 0,92 |
| Darmfett | 56,61 | 7,33 | 48,77 | 0,51 |
| Schwarten | 40,45 | 24,72 | 14,75 | 0,98 |
| Knochen | 51,36 | 17,98 | 14,01 | 19,37 |
| Abfall ♂ | 30,45 | 14,95 | 14,72 | 0,77 |
| Abfall ♀ | 26,48 | 14,60 | 11,18 | 0,72 |

Die Feststellung des Borstengewichtes wurde im Verlauf der Schlachtung weggelassen, da für die einzelnen Gewichtsklassen nachstehende Mengen, je nach Behaarung, angenommen werden dürfen:

| | |
|---|---|
| 30 und 40 kg | 90—130 g Borsten |
| 100 und 150 kg | 400—600 g Borsten. |

Nach Erarbeitung dieser Analysenergebnisse für alle Gewichtsklassen war es nur noch notwendig, von jedem Schwein 4 Fleischproben (Kopf, Kotelett und Kamm, Bauch und Blatt, Schinken) zu analysieren, um zu dem gesamten Nährstoffgehalt der Tierkörper zu kommen.

Schlachtfotografien der rechten Hälfte mit den Abschnitten von Bauch, Speck, Kotelett und Schinken geben dazu noch Auskunft über Fettanlagerung und Fettverteilung im Schweinekörper.

Die geschilderte Schlachtmethode schließt alle in Frage kommenden anatomischen und chemischen Feststellungen ein. Jedoch ist sie trotz der Anwendung der angegebenen Durchschnittszahlen immer noch zu langwierig. Es mußte aus den Ergebnissen der vollkommenen Analyse eine Methode entwickelt werden, die für die Mastleistungsprüfung und für andere Mastversuche den Nährstoffgehalt der Tiere mit genügender Genauigkeit angibt. Aus diesem Grunde wurde am ausgeschlachteten Material nach Korrelationen gesucht, die es gestatten, aus einem untersuchten Teil des Schweinekörpers Rückschlüsse auf den gesamten Nährstoffgehalt des Schweines zu ziehen. Dabei haben wir als Vergleichsgröße den Nährstoffgehalt herangezogen, welcher durch die chemische Analyse des ganzen Schweines, wie oben beschrieben, ermittelt wurde.

Zunächst machten wir uns den Umstand zu nutze, daß zwischen der Trockensubstanz und dem Fettgehalt einer Fleischprobe sehr enge Korrelationen bestehen. Es kamen hierfür 685 voll analysierte Fleischproben zur Bearbeitung, die eine Schwankungsbreite im Fettgehalt von 3—69% aufwiesen. Die Korrelationsgerade verlief vollkommen geradlinig und wies einen Koeffizienten von

$$r = 0{,}995 \quad 0{,}0004 \text{ auf.}$$

Da diese Beziehung fast als eine ideale Korrelation bezeichnet werden kann, ist es durch entsprechende Regressionsrechnung möglich, den Fettgehalt aus der Trockensubstanz mit Hilfe folgender Formel rechnerisch zu bestimmen:

$$\text{I. Fettgehalt } \% = \frac{\text{Trockenmasse } \% - 22{,}5}{0{,}76} \pm 1{,}5\%$$

Diese Rechnung vereinfacht den Analysengang der Fleischprobe insofern ganz erheblich, da nunmehr zur Fettbestimmung im Rahmen einer serienmäßigen Ausschlachtung lediglich die Trockensubstanz der Fleischprobe ermittelt zu werden braucht. Die Formel gilt allgemein, d. h. ohne Berücksichtigung auf Rasse, Teilstück und Ausmästungsgrad.

Um die Zerlegung der ganzen linken Hälfte möglichst weitgehend zu umgehen, wurden weiterhin Vergleiche angestellt, welches der Teilstücke im Fettgehalt am besten mit dem Gesamtfettgehalt des Schweines übereinstimmt. Es zeigte sich, daß der Fettgehalt des Schinkens weitgehend dem des ganzen

Tieres einschließlich Fleisch, Fett, Knochen, Flomen, Speck, Innereien, Blut, Borsten, Schwarten und Abfall entspricht. Es wurde somit der Schinkenfettgehalt mit dem dazugehörigen Gesamtfettgehalt korreliert. Zu diesem Vergleich gelangten 142 Schweine des Veredelten Landschweines, des Deutschen Edelschweines, des Cornwall und des Deutschen Sattelschweines mit einem Schlachthausgewicht von 100, 130 und 150 kg, deren Gesamtfettgehalt und Schinkenfettgehalt von 30 bis 60% schwankte. Der Korrelations-Koeffizient betrug:

$$r = 0{,}85 \pm 0{,}073.$$

Durch entsprechende Regressionsrechnung konnte folgende Formel gefunden werden, die es uns mit genügender Genauigkeit ermöglicht, aus dem Fettgehalt des Schinkens den Gesamtfettgehalt des Schweines rechnerisch zu gewinnen:

$$\text{II. Gesamtfettgehalt } \% = \frac{\text{Schinkenfettgehalt } \% + 5{,}88}{1{,}14} \pm 2{,}5\,\%$$

Wir legen deswegen besonderen Wert auf den Fettgehalt, bei der Vereinfachung der Schlachtmethodik, da dieser als wichtigstes Merkmal der Leistung und Nutzungsrichtung, wie gezeigt, besonders großen Schwankungen unterworfen ist. Seine möglichst genaue Erfassung auch bei einer schnelleren Ausführung der Schlachtung ist von ausschlaggebender Bedeutung. Der Eiweißgehalt unterliegt, wie wir bei Schweinen feststellten, einer gewissen Gesetzmäßigkeit, und zwar nimmt er bei steigendem Gesamtfett in folgenden Abstufungen ab:

| Gesamtfettgehalt % | Eiweißgehalt % |
|---|---|
| 25—30 | 14 |
| 30—35 | 13 |
| 35—40 | 12 |
| 40—45 | 11 |
| 45—50 | 10 |
| 50—55 | 9 |

Diese Abstufung wurde auch an Hand der Arbeit von SCHMIDT, J., V. SCHLEINITZ, M., LAGNEAU und ZIMMERMANN [25, 26] nachgeprüft und bestätigt. Bei einem Grenzfall würde sich höchstens ein Fehler von 1% im Eiweißgehalt bemerkbar machen, der aber die Genauigkeit der Untersuchung nicht merklich gefährdet. Der Aschegehalt interessiert bei einer Nährstoffbilanz nicht und kann in diesem Zusammenhang unberücksichtigt bleiben. Die Beschaffenheit der Gesamtasche hinsichtlich Calcium und Phosphor ist in Verbindung mit unseren Ausschlachtungsversuchen überprüft worden, es wird in Kürze darüber berichtet werden.

Zur Bewertung der Schlachtleistung gehört u. a. auch der Anteil der Knochen im Tierkörper. Dieser setzt sich bei der Ausschlachtung aus den sauber abgeputzten Knochen aller Teilstücke, den 4 Spitzbeinen und dem Schwanz zusammen. Es zeigte sich, daß das Spitzbeingewicht einer Hälfte mit dem Gesamtknochengehalt in Beziehung zu bringen ist und zwar beträgt es bei männlichen Schweinen im Schlachtgewicht von 100 bis 150 kg 21,9% und bei weiblichen 20,5%. Diese Prozentzahlen stellen Durchschnittswerte von 150 Ausschlachtungen dar. Eine Umrechnung nach der Formel

$$\frac{\text{Spitzbeingewicht} \times 2}{21{,}9 \text{ oder } 20{,}5} \times 100$$

gibt einen Anhalt für das gesamte Knochengewicht.

Nach diesen beschriebenen Vereinfachungen zur Feststellung des Nährstoffgehaltes des gesamten Schweinekörpers im Gewicht von 100 bis 150 kg läßt sich nunmehr zusammenfassend folgende Methode anwenden:

Tötung und Ausschlachtung mit den je nach der Fragestellung der Versuche entsprechenden Wägungen der Organe und Messungen an den Schlachthälften, wird wie oben beschrieben vorgenommen.

Zur Gesamtnährstoffermittlung wird am 2. Tag der Schlachtung der Schinken im Langschnitt ohne Spitzbeine und Schwanz von der linken Hälfte abgetrennt, gewogen und weiter aufgeteilt in

Schwarten, Knochen und Fleisch mit Fett.

Das Fleisch mit Fett kommt zur Verarbeitung in einen Wolf mit feinster Scheibe und wird anschließend gründlichst gemengt. Zur Erzielung einer besseren Durchschnittsprobe ist die Verarbeitung der Fleischmasse im Elektrokutter geeignet. Von einer größeren Probe — ca. 500 g — werden 2 mal 50 g in einer zuvor mit Sand und Glasstab gewogenen flachen Schale bis auf die zweite Dezimale nach dem Komma ausgewogen. Die Probe wird dann mit 50 ccm 95%-igem Alkohol verrieben, unter zeitweiligem Umrühren im elektrisch beheizten Trockenschrank 6 Stunden bei 105° getrocknet und nach dem Erkalten im Exsikkator zurückgewogen. Für genauere Untersuchungen findet die Trocknung bei möglichst hohem Vakuum statt.

Aus der Trockenmasse wird nach der Formel I der prozentuale Fettgehalt berechnet. Anschließend kommt die Bestimmung des Gesamtfettgehaltes in % des Schlachthausgewichtes abzüglich Magen- und Darminhalt nach der Formel II in Frage. Der Eiweißgehalt läßt sich aus angeführter kleiner Aufstellung ermitteln.

Alle weiteren Feststellungen über den Anteil der Teilstücke anatomischer und chemischer Art lassen sich beliebig in die Methode einbeziehen.

Das Endergebnis gibt uns demnach Aufschluß über den Gesamtnährstoffgehalt der Tiere, jedoch darf nicht außer acht gelassen werden, daß diese Zusammensetzung bei Mastende noch keinen absoluten Anhalt für die Leistungen während der Mastzeit gibt. Da wir durch die Versuchsfütterung (Einzelfütterung) nur den Futteraufwand im geprüften Mastabschnitt erfassen, kann man auch lediglich nur die Leistung für diesen Abschnitt gegenüberstellen. Das bedeutet, daß von der Nährstoffmenge des Schweines zum Mastende die Mastanfangszusammensetzung in Abzug gebracht werden muß. Aus diesem Grunde wurden im Tierzuchtinstitut Halle mehrere Schweine mit 30 und 40 kg Gewicht geschlachtet, da für die meisten Versuche diese Gewichtsklassen als Mastanfangsgewicht gelten. Die nachfolgenden Tabellen geben den Nährstoffgehalt leichter Schweine wieder, den wir für unsere Mastversuche je nach Rasse zur Subtraktion anwenden. Durch entsprechendes Interpolieren werden Abweichungen im Schlachthausgewicht berücksichtigt. Die in den Tabellen angegebenen Zahlen beziehen sich auf die ganzen Tiere, also mit Borsten, Schwarte, Knochen, Blut, Abfall, Innereien, Fleisch, Speck und Flomen, abzüglich Magen-, Darm-, Gallen- und Blaseninhalt.

*Zusammensetzung ganzer 30 kg schwerer Schweine in g*

| Rasse | Schlachthaus-gewicht in kg | Trocken-substanz | Eiweiß | Fett | Asche |
|---|---|---|---|---|---|
| VL | 31,4 | 11 775 | 3990 | 6827 | 958 |
| VL | 30,0 | 11 068 | 3773 | 6416 | 879 |
| VL | 30,0 | 11 133 | 3278 | 7010 | 845 |
| VL | 32,0 | 12 440 | 3740 | 7819 | 881 |
| Ø | 31,0 | 11 604 | 3695 | 7018 | 891 |
| DE | 31,0 | 11 928 | 3822 | 7103 | 1003 |
| DE | 31,0 | 12 343 | 3622 | 7838 | 883 |
| Ø | 31,0 | 12 136 | 3722 | 7471 | 943 |
| C | 30,0 | 11 652 | 3403 | 7368 | 881 |
| C | 32,0 | 12 587 | 3595 | 8097 | 895 |
| C | 34,0 | 13 932 | 3833 | 9153 | 946 |
| Ø | 32,0 | 12 723 | 3610 | 8206 | 907 |

*Zusammensetzung ganzer 40 kg schwerer Schweine in g*

| Rasse | Schlachthaus-gewicht in kg | Trocken-substanz | Eiweiß | Fett | Asche |
|---|---|---|---|---|---|
| VL | 38,5 | 14 971 | 4792 | 9064 | 1115 |
| VL | 39,5 | 14 970 | 4751 | 8994 | 1225 |
| Ø | 39,0 | 14 970 | 4771 | 9029 | 1170 |
| DE | 40,0 | 15 448 | 4929 | 9375 | 1144 |
| DE | 40,0 | 14 470 | 5056 | 8281 | 1133 |
| DE | 39,5 | 14 584 | 4914 | 8416 | 1254 |
| Ø | 40,0 | 14 834 | 4966 | 8691 | 1177 |
| C | 40,5 | 14 839 | 4766 | 9074 | 999 |
| C | 39,5 | 14 835 | 4754 | 8978 | 1103 |
| C | 40,0 | 15 280 | 4676 | 9520 | 1084 |
| Ø | 40,0 | 14 984 | 4732 | 9190 | 1062 |
| DS | 42,0 | 16 115 | 5087 | 9785 | 1243 |
| DS | 39,0 | 15 502 | 5046 | 9287 | 1170 |
| DS | 41,0 | 15 471 | 4936 | 9362 | 1173 |
| Ø | 40,5 | 15 696 | 5023 | 9478 | 1195 |

VL = Veredeltes Landschwein DE = Deutsches Edelschwein
C = Cornwallschwein DS = Deutsches Sattelschwein

Unter Schlachthausgewicht ist hier nicht das zu verstehen, welches wie bei den schweren Schweinen nach seiner Hungerzeit von 24 Stunden erreicht wurde. Die leichten Tiere bekamen bis unmittlbar vor der Schlachtung normale Fütterung. Würde man eine Hungerperiode einschieben, entspräche dies nicht den tatsächlichen Verhältnissen, da die Schweine zur Weitermast ohne Hungerzeit in den Versuch eingestellt werden, wenn das Mastanfangsgewicht erreicht ist.

Wie aus den Tabellen ersichtlich, zeigen die Werte keine erhebliche Abweichung, d. h. die leichten Schweine besitzen in ihrer chemischen Zusammensetzung keine erhebliche Streuung. Diese Tatsache ist für die Weiterrechnung mit diesen Zahlen von Bedeutung. Der Fehler, der maximal bei der Anwendung der extremsten Werte auftreten könnte, beträgt bei der Kalorienverlustrechnung etwa 1%. Beachtlich ist ferner, daß bereits bei den leichten Tieren die als späterhin fettwüchsig bekannten Rassen (C und DS) deutlich energiereicher sind, als die DE und VL.

Bringt man die aufgewendeten Nährstoffmengen während der Mastzeit und den dazugehörigen so gefundenen Zuwachs mit Hilfe der Kalorie auf einen einheitlichen Nenner, ist die Berechnung des Kalorienverlustes während der Mast möglich. Hierbei zeigt sich, daß die Verwertungszahl keineswegs mit der Höhe des Kalorienverlustes parallel geht. Für die Beurteilung der Futterverwertungsfähigkeit unserer verschiedenen Schweinerassen und -typen ergeben sich dadurch neue Gesichtspunkte, welche für eine Leistungs- und Typbeurteilung der Schweine nicht außer Acht gelassen werden dürften.

## Zusammenfassung

1. Eingangs wird auf die Notwendigkeit der Ausschlachtung im Sinne einer Leistungsprüfung bei Schweinen hingewiesen und die vielseitige Auswertung der Versuchsschlachtungen an Hand einer kurzen Literaturbesprechung erörtert.
2. Der Begriff der Futterverwertung wird einer kritischen Betrachtung unterzogen. Es erhebt sich die Frage, welcher Maßstab hierfür am geeignetsten erscheint. Es steht neben der Berechnung der Verwertungszahl nach LEHMANN eine Methode durch die Gegenüberstellung von Futteraufwand zu eingelagerten Nährstoffen während der Mastzeit zur Diskussion.
3. Es wird darauf hingewiesen, daß neben der Ermittlung der Verwertungszahl in Fütterungsversuchen und in der Mastleistungsprüfung bei Schweinen durch entsprechende Schlachtmethode eine Berechnung der Kalorienbilanz zwischen Aufwand und Leistung erfolgen muß, um die verschiedenen Rassen und Typen in ihrer Futterverwertung besser zu erkennen. Die Verwertungszahl berücksichtigt nur in untergeordnetem Sinne die Art des Zuwachses in bezug auf Fett und Fleisch und ist in entscheidendem Maße ein Ausdruck des finanziellen Erfolges der Mast.
4. Da die angestrebte Kalorienbilanz von einer exakten Ausschlachtung der Schweine zu Mastende abhängig ist, die in ihrem Endergebnis alle während der Mastzeit gebildeten Nährstoffe erfassen muß, werden anschlie-

ßend die Schlachtmethoden näher besprochen. Zur Debatte standen dabei die neuesten Arbeiten von HARING, F. und GRUHN, R.[12, 13] und eigene Untersuchungen. Trotzdem HARING, F. und GRUHN, R. auf die Notwendigkeit einer Kalorienbilanz hinweisen, erscheint ihre Methode hierfür nicht als zweckmäßig, da das Endergebnis der Schlachtung mit der Feststellung der angesetzten Fleisch- und Fettmengen enden, welche chemisch gesehen einen viel zu dehnbaren Begriff darstellen. Die von uns angewandte Methode dagegen strebt ein Erfassen der Nährstoffmengen des ganzen Tierkörpers an, da dadurch die Fehlerquellen für einen Leistungsvergleich vermindert werden.

5. An Hand von Korrelationsberechnungen wird nachgewiesen, daß eine wesentliche Vereinfachung der Schlachtmethoden bei genügend Genauigkeit möglich ist:
6. Um den Zuwachs der Mastzeit zu erfassen, wurden mehrere Schweine im Schlachtgewicht von 30 und 40 kg analysiert, da die meisten Fütterungsversuche bei diesen Lebendgewichten beginnen. Die chemische Zusammensetzung dieser Schweine ist in zwei Tabellen aufgeführt. Nach Subtraktion dieses Nährstoffgehaltes von dem der ausgemästeten Tiere kann der Zuwachs berechnet werden.
7. Bringt man den Futteraufwand und den Zuwachs während der Mastzeit mit Hilfe der Kalorie auf einen Nenner, so ist eine Bilanzberechnung möglich. Auch nach Dänischen Untersuchungen kommt man hierbei zu anderen Resultaten hinsichtlich der Futterverwertung, als nach der Verwertungszahl oder den Futterenheiten. Diese Methode eröffnet neue Perspektiven für die Leistungs- und Typbeurteilung der Schweine.

## Literaturverzeichnis


[1] ADLUNG, R.: Ausschlachtungen an Schweinen. Mitt. d. Dtsch. Landw. Ges., H. 45, 1930.

[2] ARCULARIUS: Form und Schlachtwert beim Schwein. Zeitschr. für Schweinezucht, H. 18, 1934.

[3] AHRENS, H.: Schlachtbeobachtungen und Ausschlachtungsversuche an Schweinen. Wiss. Arch. f. Landw., Abt. B, H. 5, 1931.

[4] AXELSSON, J.: Einige Resultate der Schweinemastkontrolle in Malmöhus. Dän. Z. Reihe B, Bd. 28, 1933.

[5] BAETHGE, C.: Mästungs- und Ausschlachtungsversuche an Schweinen. Biedermann's Zentralbl., Abt. B, H. 4, 1932.

[6] BAUER, HR.: Amerikanische Studien über Qualität und Schmackhaftigkeit des Fleisches. Tierärztl. Rdschau, H. 37, 1931.

[7] CLAUSSEN, H.: Die Mastleistungsprüfung und deren Erfolg für die Futterverwertung und die typmäßige Entwicklung für die Dänischen Schweinerassen. Züchtungskunde, Bd. 22, H. 5, 1951.

[8] DISSELHORST, G.: Über die Zusammensetzung des Fleisches bei verschiedener Ernährung. Pflügers Arch. 140, 1911.

[9] ESSKUCHEN, E.; NEBELUNG, A.: Ein Versuch zur Feststellung des Einflusses verschiedener Haltung während der Mast auf die Güte von Fleisch und Fett. Mitt. d. Dtsch. Landw. Ges., H. 44, 1929.

[10] HARING, F.: Mast- und Schlachteigenschaften und ihre Beziehungen zum Typ verschiedener Schweinerassen und deren Kreuzungen. Kühn-Arch., Bd. 62, 1949.

[11] HARING, F.: Der Begriff der Futterverwertung in der Mastleistungsprüfung von Schweinen. Tierzüchter Jg. 1, Nr. 24, 1949.

[12] HARING, F.; GRUHN, R.: Zur Methodik zur Bestimmung des Fleischfettverhältnisses bei Mast- und Schlachtleistungsprüfungen an Schweinen. Züchtungskunde Bd. 21, H. 6, 1950.

[13] HARING, F.; GRUHN, R.: Anwendung verschiedener Methoden zur Bestimmung des Fettfleischanteils bei Schweinen zur Beurteilung des Einflusses verschiedenartiger Fütterung und Abstammung auf die Futterverwertung. Arch. f. Tierern., Bd. 2, H. 4, 1952.

[14] HARING, F.; GRUHN, R.; SCHAAF, A.: Wirkung eiweißarmer Fütterung auf Mast- und Schlachteigenschaften bei Schweinen unterschiedlicher Stoffwechselrichtung. Tierzucht, Jg 5 H. 9 u. 12, 1951.

[15] HEIDENREICH, CH.: Qualitätsbeeinflussende Faktoren beim Fleisch. Züchtungskunde H. 5, 1930.

[16] HELSER u. BAUER: Untersuchung über den Ausschlachungswert bei Schweinen. Wiss. Arch. f. Landw. H. 7, 1932.

[17] HOFMANN, F.; KÜRBS, KLEIBER: Schweinemastversuch mit 6 verschiedenen Schweinerassen bei eiweißknapper Fütterung. Tierzucht H. 3, 1952.

[18] KLIESCH, J.: Untersuchungen an Fleisch- und Speckproben vom weißen Edelschwein und veredelten Landschwein unter besonderer Berücksichtigung der Fetteigenschaften. Zeitschr. f. Züchtg., Abt. B, Bd. 29, 1934.

[19] KRÜGER, H.: Schlachtbeobachtungen und Ausschlachtungsversuche an Schweinen. Wiss. Arch. f. Landw. Abt. B, Bd. 3, 1930.

[20] LAWES u. GILBERT: Experimental Inquiry into the Compasition of some oft the Animals fed and Slanghtered as Human Food. From the Philos. Transactions, Part II 1859. Rep. brit. Assoc. Advacament, Sci. 1866.

[21] LEHMANN, C.: Schlachtbeobachtungen und Untersuchungen der Fleischqualität auf den Mastviehausstellungen zu Berlin. Lehmann's gesammelte Schriften 1, 1920.

[22] MANGOLD, E.: Die objektive Messung der Härte von Fleisch und Speck. Zeitschr. Fleisch-Milchhygiene, H. 40, 1930.

[23] MESSERSCHMIDT, H.: Dänisches Versuchswesen 1951/52 auf dem Gebiet der Schweinezucht. Tierzüchter H. 22, 1952.

[24] OTT, FR.: Studien zur experimentellen Prüfung der Fleischgüte. Arb. d. Dtsch. Landw. Ges., H. 62, 1934.

[25] SCHMIDT, J.; VON SCHLEINITZ, M.; LAGNEAU; ZIMMERMANN: Über die Zusammensetzung des Schweinekörpers. Wiss. Arch. f. Landw., Abt. B, Bd. 5, H. 2, 1931.

[26] SCHMIDT, J., VON SCHLEINITZ, M., LAGNEAU, ZIMMERMANN: Über die Zusammensetzung des Schweinekörpers bei Mastschweinen verschiedener Gewichtsklassen. Arb. d. D. G. f. Züchtungsk., H. 59, 1933.

[27] SCHMIDT, J.; VOGEL, H.: Untersuchungen über die Gewichte von inneren Organen bei Mastschweinen und ihre Beziehungen zur Leistung und Körperform. Züchtungsk. H. 6, 1931.

[28] STAHL, W.: Schlachtwert und Organgewichte schwerer Mastschweine. Zeitschr. Fleischwirtsch., Jg. 23, H. 8—11, 1943.

[29] STAHL, W.: Die Knochenstärke des Schweines und ihre Bedeutung für Beurteilung und Leistung. Monatshefte f. Vet. Med., Jg. 6, H. 11, 1951.

[30] STEINBACH: Mastleistung und Ausschlachtung beim Schwein. Dtsch. landw. Tierzucht, Bd. 48, H. 5 u. 17, 1944.

[31] VIESON, E. A.: Beiträge zur Methodik der Analyse ganzer Tierkörper. Diss. Göttingen 1904.

[32] VÖLTZ, W.: Über den Einfluß der Tierernährung und der Haltung auf die Gewichtszunahmen, die Ausbildung der Körperform und das Schlachtergebnis beim wachsenden Schwein. Landw. Jahrb., H. 42, 1912.

[33] WENIGER, J.: Zur Frage der Futterverwertung bei Schweinen. Tierzucht H. 11, Berlin 1952.

[34] WENIGER, J.: Untersuchungen über die Futterverwertung verschiedener Schweinerassen bei unterschiedlicher Ernährung. Kühnarch., Bd. 67, H. 2, 1953.

[35] WUSSOW, W.; WENIGER, J.: Typ- und Nutzungseigenschaft beim Schwein, dargestellt an gleichschweren Schweinen verschiedener Rassen. Tierzucht, H. 3, Berlin 1953.

[36] ZORN, W.: Futterverwertung als Leistungs- und Zuchtziel. Lutzeyers Wegweiser f. d. Landw., H. 3, 1949.

[37] ZORN, W.; HEIDENREICH, CH.: Die Begutachtung der Fleischfarbe bei Versuchsschlachtungen von Schweinen. Wiss. Arch. f. Landw., Abt. B, H. 3, 1930.

[38] ZORN, W.; RICHTER, K.; FERBER, K. E.: Über eine Methode, die Festigkeit eines Speckes objektiv festzustellen. Züchtungskunde, Bd. 4, 1929.

Aus dem Agrikulturchemischen Institut der Justus-Liebig-Hochschule (Universität) Gießen
(Direktor: Prof. Dr. K. SCHARRER)

*K. SCHARRER, R. SCHREIBER u. H. KÜHN*

# ÜBER DIE ZUSAMMENHÄNGE ZWISCHEN DEM ENTWICKLUNGSZUSTAND DER LUZERNE UND IHRER SILIERFÄHIGKEIT

Die Silierfähigkeit eines Grünfutters ist nicht nur abhängig von der Höhe des Sandgehaltes und dem Grad der Verschmutzung, sondern auch von der chemischen Zusammensetzung der Pflanzen, die eingesäuert werden sollen. Ein relativ hoher Gehalt an Kohlenhydraten bedingt eine gute Silierfähigkeit; ein verhältnismäßig hoher Eiweißgehalt, sowie ein vorwiegender Basengehalt des Grünfutters, verursachen eine Verschlechterung der Silierfähigkeit. Junges Leguminosengrünfutter hat einen hohen Gehalt an Eiweiß und stickstoffhaltigen Stoffen nichteiweißartiger Natur, aber der Rohfasergehalt ist noch relativ niedrig und vor allem ist die Rohfaser noch nicht verholzt. Mit zunehmendem Alter erhöht sich der Lignin- und Kutinanteil der Rohfaser, wodurch die Verdaulichkeit nicht nur der Nährstoffgruppe Rohfaser, sondern der Futterwert der ganzen Futterpflanze herabgesetzt wird.

Wie sich die Silierfähigkeit der schwer silierbaren Luzerne unter dem Einfluß verschiedener *Entwicklungsstadien* gestaltet, sollte durch einen diesbezüglichen Silierversuch geprüft werden, wobei gleichzeitig festgestellt werden sollte, wie sich die derzeit im Handel befindlichen *Sicherungszusätze (Ameisensäure, Kofasalz und Glykosil-Streusalz)* auswirken.

## I. Versuchsplan und technische Durchführung der Versuche

Der *Versuchsplan* kann der Übersicht 1 entnommen werden. Die Luzerne stammte vom Schlag 59 des Versuchsgutes „Unterer Hardthof" Gießen.

Die am 5. Juni 1952 geschnittene Luzerne befand sich im Zustand „vor der Blüte"; damit wurden die Silobehälter Nr. 1, 4 und 7 gefüllt. Die genau 14 Tage später, am 19. Juni, geschnittene Luzerne stand „in voller Blüte", damit wurden die Silobehälter Nr. 2, 5 und 8 beschickt, während die wiederum genau 14 Tage später am 3. Juli geschnittene Luzerne teilweise stark im Abblühen begriffen, z. T. aber schon abgeblüht war (Silo-Nr. 3, 6, 9). Der zeitliche Unterschied in den Entwicklungsstadien „vor der Blüte" und „nach der Blüte" betrug 4 Wochen, sodaß also die Wachstumsstadien entsprechend unterschiedlich waren; sie konnten sich eventuell in einer verschiedenen Silier-

Übersicht 1. *Der Versuchsplan*

| Vers.-Nr. | Holzsilo Nr. | Sicherungszusatz | Zustand des Grünfutters | Luzerne | Menge je Silo kg | Tag der Einsäuerung 1952 | Tag der Öffnung d. Silos 1952 |
|---|---|---|---|---|---|---|---|
| 1 | 1 | Silam-Silo-Ameisensäure lt. Vorschrift | Normaler Zustand, d. h. vor der Blüte siliert | vor der Blüte | 300 | 5. Juni | 22. September |
| 2 | 2 | „ | Überständig, d. h. 14 Tage später als in Versuch 1 | in voller Blüte | 300 | 19. Juni | 25. September |
| 3 | 3 | „ | Stark überständig, d. h. 14 Tage später als in Versuch 2 | im Abblühen | 300 | 3. Juli | 30. September |
| 4 | 4 | Kofasalz lt. Vorschrift | Normaler Zustand, d. h. vor der Blüte siliert | vor der Blüte | 300 | 5. Juni | 23. September |
| 5 | 5 | „ | Überständig, d. h. 14 Tage später als in Versuch 4 | in voller Blüte | 300 | 19. Juni | 26. September |
| 6 | 6 | „ | Stark überständig, d. h. 14 Tage später als in Versuch 5 | im Abblühen | 300 | 3. Juli | 1. Oktober |
| 7 | 7 | Glykosil-Streusalz lt. Vorschrift | Normaler Zustand, d. h. vor der Blüte | vor der Blüte | 300 | 5. Juni | 24. September |
| 8 | 8 | „ | Überständig, d. h. 14 Tage später als in Versuch 7 | in voller Blüte | 300 | 19. Juni | 29. September |
| 9 | 9 | „ | Stark überständig, d. h. 14 Tage später als in Versuch 8 | im Abblühen | 250*) | 3. Juli | 2. Oktober |

* Nur 250 kg; für 300 kg war nicht mehr genügend Material.

fähigkeit auswirken. Der Entwicklungszustand „nach der Blüte" wies zum Teil stark abgewelkte Pflanzen auf, die Blüten waren bereits verblüht und die Luzerne z. T. mit Gräsern durchsetzt. In jeden Silobehälter wurden 300 kg gehäckselte Luzerne zu den angegebenen Schnittzeiten eingebracht und sorgfältig festgetreten.

Die verwendete Ameisensäure, bezeichnet mit „*Silam-Silo-Ameisensäure*", ist eine 85%ige Rohameisensäure, ähnlich der Amasillösung. Es wurde 1 l der Orginallösung auf 20 l verdünnt und zu je 25 kg Grünfutter 1 l dieser verdünnten Lösung zugegeben. Diese Handhabung sollte eine möglichst gleichmäßige Verteilung dieses Sicherungszusatzes gewährleisten. In ähnlicher Weise wurden in je 25 kg Grünfutter 75 g *Kofasalz*, bzw. 50 g *Glykosil-Streusalz* gleichmäßig verteilt, wobei jede der 25 kg-Portionen ordentlich festgetreten wurde. Der ganze Siloinhalt wurde dann zunächst mit einem dem Querschnitt der Silobehälter genau angepaßtem Ölpapier und hierauf mit einem gut passenden, ca. 6 cm starken, mit „Fixiv" getränkten Holzdeckel abgedeckt und mit ca. 75 kg Backsteinen (1 m² = 100 kg) beschwert. Nach dem „Setzen" des Grünfutters, nach etwa 2—3 Tagen, wurden die Fugen zwischen Deckel und Silowand mit angefeuchtetem Lehm dicht verschmiert und mit feuchtem Torf festgestampft, um jeden Luftzutritt zu verhindern. Diese Lehm-Torf-Schicht wurde unter ständiger Kontrolle gehalten.

Während des Einfüllens des Grünfutters in die Silos wurden 6 Durchschnittsproben (je 100 kg Schicht = 2 Proben) von je 500 g entnommen, lufttrocken gemacht und zur Gesamtanalyse des Grünfutters verwendet.

## II. Die Versuchsergebnisse

Die Ergebnisse der Weender-Analysen der frischen Luzerne in den 3 verschiedenen Entwicklungsstadien können der *Übersicht 2a* entnommen werden.

In der Frischsubstanz aller 3 Entwicklungsstadien fällt auf, daß die eigentlich zu erwartende Erhöhung des Trockensubstanzgehaltes und dadurch Verminderung des Wassergehaltes ausblieben; denn Unterschiede sind in dieser Beziehung nicht festzustellen. Die weiteren Vergleiche sollen in der Trockensubstanz vorgenommen werden:

a) *Normaler Zustand, d. h. vor der Blüte:*

Unterschiede sind nicht festzustellen; denn die Analysenzahlen bewegen sich in den für grüne Luzerne bekannten Werten.

b) *Überständig:*

Gegenüber dem normalen Entwicklungszustand der Luzerne haben sich die Gehalte an organischer Substanz, Rohprotein, Reineiweiß, verdaulichem Rohprotein und Rohfett erniedrigt, die Rohaschegehalte etwas erhöht. Die Gehalte an N-freien Extraktstoffen blieben fast unverändert.

c) *Stark überständig:*

Hier liegen die Verhältnisse ähnlich wie bei b) überständig.

Übersicht 2a. *Die Nährstoffgehalte der Luzerne, frisch in %*

| Silo-Nr. | Sicherungszusatz | Trocken-substanz | Wasser | Organ. Substanz | Roh-asche | Roh-protein | Rein-eiweiß | verdaul. Roh-protein | Amide | Roh-faser | Roh-fett | N-freie Extrakt-stoffe |
|---|---|---|---|---|---|---|---|---|---|---|---|---|
| | In 100 Teilen Frischsubstanz sind enthalten: | | | | | | | | | | | |
| | a) Normaler Zustand, d. h. vor der Blüte | | | | | | | | | | | |
| 1 | Silam-Silo-Ameisensäure . | 23,03 | 76,97 | 20,46 | 2,57 | 3,68 | 2,90 | 2,83 | 0,77 | 7,04 | 1,02 | 8,72 |
| 4 | Kofasalz . . . . . . . . . | 24,00 | 76,00 | 21,24 | 2,76 | 3,73 | 2,94 | 2,86 | 0,80 | 7,05 | 1,09 | 9,37 |
| 7 | Glykosil-Streusalz . . . . | 22,74 | 77,26 | 20,17 | 2,57 | 3.65 | 2,87 | 2,77 | 0,80 | 7,29 | 1,03 | 8,18 |
| | b) überständig | | | | | | | | | | | |
| 2 | Silam-Silo-Ameisensäure . | 21,80 | 78,20 | 18 41 | 3,34 | 2,93 | 2,45 | 2.10 | 0,48 | 6,42 | 0,78 | 8,28 |
| 5 | Kofasalz . . . . . . . . . | 22,51 | 77,49 | 19,15 | 3.36 | 3,14 | 2,61 | 2,21 | 0,52 | 6,88 | 0,78 | 8,35 |
| 8 | Glykosil-Streusalz . . . . | 23,24 | 76,76 | 19,42 | 3,82 | 3,04 | 2,58 | 2,01 | 0,46 | 6,86 | 0,80 | 8,72 |
| | c) stark überständig | | | | | | | | | | | |
| 3 | Silam-Silo-Ameisensäure . | 23,79 | 76,21 | 20,63 | 3,16 | 3,06 | 2,52 | 2,06 | 0,54 | 7,60 | 0,81 | 9,16 |
| 6 | Kofasalz . . . . . . . . . | 24,49 | 75,51 | 20,93 | 3,56 | 3,07 | 2.66 | 2.08 | 0,41 | 7,77 | 0,88 | 9,21 |
| 9 | Glykosil-Streusalz . . . . | 25,25 | 74,75 | 20,67 | 4,58 | 3,08 | 2,67 | 2,06 | 0,41 | 7,70 | 0,81 | 9,08 |

Der besseren Übersicht halber sollen die Mittelzahlen der jeweils 3 Proben der verschiedenen Schnittzeiten gegenübergestellt werden:

*Mittelwerte (i. d. Tr.-S. in %)*

| | Organ. Substanz | Roh-asche | Roh-protein | Rein-eiweiß | Verd. Roh-protein | Amide | Roh-faser | Roh-fett | N-freie Extrakt-stoffe |
|---|---|---|---|---|---|---|---|---|---|
| a) | 88,67 | 11,33 | 15,89 | 12,72 | 13,13 | 3,41 | 30,66 | 4,49 | 37,63 |
| b) | 84,35 | 15,65 | 13,48 | 11,31 | 9,36 | 2,16 | 29,83 | 3,49 | 37,55 |
| c) | 84,68 | 15,32 | 12,53 | 10,68 | 8,42 | 1,85 | 31,39 | 3,39 | 37,37 |
| | ± Differenzen: b) und c) gegenüber a) | | | | | | | | |
| b) | −4,32 | +4,32 | −2,41 | −1,41 | −3,77 | −1,35 | −0,83 | −1,00 | −0,08 |
| c) | −3,99 | +3,99 | −3,36 | −2,04 | −4,71 | −1,36 | +0,73 | −1,10 | −0,26 |
| | ± Differenz: c) gegenüber b) | | | | | | | | |
| c) | +0,33 | −0,33 | −0,85 | −0,63 | −0,94 | −0,31 | +1,56 | −0,10 | −0,18 |

Vergleicht man insbesondere die Gegenüberstellung des Entwicklungszustandes c) (stark überständig) mit a) (normaler Entwicklungszustand), so ist man über die geringen Differenzen einigermaßen erstaunt, wobei besonders die Zunahme der Rohfaser als geringfügig zu bezeichnen ist.

Die folgende Übersicht 2 b bringt die Analysenergebnisse der 9 verschiedenen Gärfutterarten

1. unter dem Gesichtspunkt *verschiedener Schnittzeiten* und
2. mit *verschiedenen Sicherungszusätzen* siliert.

Die Trockensubstanz und der Wassergehalt der 3 verschiedenen Entwicklungsstadien der Luzernegärfutter zeichnen sich wiederum durch sehr geringe Differenzen aus, wie die folgenden Durchschnittszahlen (i. d. Tr.-S. in %) erkennen lassen:

| Entwicklungszustand | Trockensubstanz | Wasser |
|---|---|---|
| a) normal siliert vor der Blüte . . | 21,15 | 78,85 |
| b) überständig in der Blüte . . . | 21,21 | 78,79 |
| c) stark überständig nach der Blüte | 22,51 | 77,49 |

In der Trockensubstanz ergeben sich die folgenden Mittelwerte der einzelnen Nährstoffgruppen in den 3 verschiedenen Wachstumsstadien (ohne Berücksichtigung der Wirkung der verschiedenen Sicherungszusätze):

Übersicht 2b. *Die Nährstoffgehalte der Luzernegärfutterarten, frisch in %*

| Silo Nr. | Sicherungszusatz | Trocken-substanz | Wasser | Organ. Substanz | Roh-asche | Roh-protein | Rein-eiweiß | verdaul. Roh-protein | Amide | Roh-faser | Rohfett | N-freie Extrakt-stoffe |
|---|---|---|---|---|---|---|---|---|---|---|---|---|
| | In 100 Teilen Frischsubstanz sind enthalten: | | | | | | | | | | | |
| | a) normaler Zustand, d. h. vor der Blüte | | | | | | | | | | | |
| 1 | Silam-Silo-Ameisensäure . . | 19,79 | 80,21 | 17,04 | 2,75 | 3,29 | 1,36 | 2,72 | 1,93 | 6,23 | 1,13 | 6,39 |
| 4 | Kofasalz . . . . . . . . | 22,48 | 77,52 | 19,43 | 3,05 | 3,58 | 1,74 | 2,97 | 1,84 | 6,40 | 1,33 | 8,12 |
| 7 | Glykosil-Streusalz . . . . | 21,19 | 78,81 | 18 28 | 2,91 | 3,56 | 1,32 | 2,95 | 2,24 | 7,15 | 1,04 | 6,53 |
| | b) überständig | | | | | | | | | | | |
| 2 | Silam-Silo-Ameisensäure . . | 19,23 | 80,77 | 15,88 | 3,35 | 2,64 | 1,30 | 2,03 | 1,35 | 6,27 | 0,96 | 6,01 |
| 5 | Kofasalz . . . . . . . . | 23,19 | 76,81 | 19.29 | 3,89 | 3,26 | 1,55 | 2,54 | 1,70 | 7,27 | 1,12 | 7,65 |
| 8 | Glykosil-Streusalz . . . . | 21,20 | 78,80 | 16,91 | 4,29 | 2,86 | 1,32 | 2,12 | 1,54 | 6,41 | 0,98 | 6,66 |
| | c) stark überständig | | | | | | | | | | | |
| 3 | Silam-Silo-Ameisensäure . . | 20,53 | 79,47 | 17,35 | 3,18 | 2,74 | 1,48 | 2,04 | 1,26 | 7,28 | 1,01 | 6,32 |
| 6 | Kofasalz . . . . . . . . | 24,08 | 75,92 | 20,06 | 4,01 | 3,17 | 1,63 | 2,39 | 1,55 | 7,61 | 1,06 | 8,23 |
| 9 | Glykosil-Streusalz . . . . | 22,91 | 77,09 | 18,26 | 4,65 | 2,94 | 1,51 | 2,11 | 1,43 | 7,74 | 0,97 | 6,61 |

*Mittelwerte (i. d. Tr.-S. in %)*

| | Organ. Substanz | Roh-asche | Roh-protein | Rein-eiweiß | Verd. Roh-protein | Amide | Roh-faser | Roh-fett | N-freie Extrakt-stoffe |
|---|---|---|---|---|---|---|---|---|---|
| a) | 86,29 | 13,71 | 16,45 | 6,93 | 13,61 | 9,52 | 31,24 | 5,51 | 33,09 |
| b) | 81,85 | 18,15 | 13,75 | 6,55 | 10,50 | 7,21 | 31,46 | 4,81 | 31,90 |
| c) | 82,62 | 17,48 | 13,12 | 6,98 | 9,73 | 6,28 | 33,62 | 4,50 | 31,27 |
| | ± Differenzen: b) und c) gegenüber a) | | | | | | | | |
| b) | – 4,44 | + 4,44 | – 2,70 | – 0,38 | – 3,11 | – 2,31 | + 0,22 | – 0,70 | – 1,19 |
| c) | – 3,77 | + 3,77 | – 3,33 | – 0,05 | – 3,68 | – 3,24 | + 2,38 | – 0,99 | – 1,82 |
| | ± Differenzen: c) gegenüber b) | | | | | | | | |
| c) | + 0,67 | – 0,67 | – 0,63 | – 0,43 | + 0,77 | + 0,93 | – 2,16 | + 0,31 | + 0,63 |

Aus diesen die Analysenergebnisse der Gärfutterarten zusammenfassenden Mittelwerten ergibt sich, ähnlich wie schon für die frische, grüne Luzerne festgestellt wurde, daß die *Unterschiede der Gehalte an den einzelnen Nährstoffgruppen bei verschiedenen Schnittzeiten* nicht so differenziert sind wie man eigentlich erwartet und wohl allgemein annimmt. Vergleicht man z. B. das Wachtumsstadium c) nach der Blüte, mit a) vor der Blüte, mit einem zeitlichen Abstand von 4 Wochen, so muß festgestellt werden, daß die prozentualen Differenzen im allgemeinen nicht groß sind. Sie betreffen vor allem das Eiweiß, insbesondere das *verdauliche Rohprotein.*

Die Übersicht 3a bringt die Füllung der Silos mit Luzerne, aufgeteilt in die *Gehalte der einzelnen Nährstoffgruppen* in kg. Es ist dieser Übersicht zu entnehmen, daß die Menge der eingebrachten Trockensubstanz in sehr geringen Differenzen schwankt und dementsprechend auch die eingebrachte Wassermenge, trotz der verschiedenen Wachstumsstadien, nur geringe Unterschiede aufweist. Auch in den übrigen Nährstoffgruppen schwanken die Mengen nur in relativ engen Grenzen. Verhältnismäßig groß sind die Unterschiede für das verd. Rohprotein, besonders zwischen a) vor der Blüte und den beiden anderen Wachstumsstadien b) und c).

Die Übersicht 3b vermittelt die bei der exakten Entleerung der Silos zurückgewogenen *Gärfuttermengen* und die, entsprechend den Analysenergebnissen, auf die einzelnen Nährstoffgruppen entfallenden *Nährstoffmengen,* sowie die ± Verluste oder Gewinne an den verschiedenen Nährstoffgruppen, ausgedrückt in % des Ausgangsmaterials.

Zur besseren Übersicht sind die Ergebnisse der Übersicht 3b in den Übersichten 4, 4a und 4b weiter aufgeteilt.

Die Übersicht 4 bringt die *Gesamtverluste,* die durch die exakte mengenmäßige Entleerung der Silos sich ergeben. Es muß ganz allgemein festgestellt werden, daß die Verluste bei sorgfältiger Silierung sehr gering sind. Sie betrugen bei den 3 verwendeten *Sicherungszusätzen* gegenüber der ursprünglich eingebrachten Luzerne:

Übersicht 3a. *Die Füllung des Silos mit Luzerne, aufgeteilt in die Gehalte an den einzelnen Nährstoffgruppen in kg*

| Bezeichnung | In den Silo Nr. wurden eingebracht kg | | | | | | | | |
|---|---|---|---|---|---|---|---|---|---|
| | 1 Ameisensäure | 4 Kofasalz | 7 Glykosil-Streusalz | 2 Ameisensäure | 5 Kofasalz | 8 Glykosil-Streusalz | 3 Ameisensäure | 6 Kofasalz | 9 Glykosil-Streusalz |
| | Vor der Blüte | | | In der Blüte | | | Nach der Blüte | | |
| Trockensubstanz | 69,09 | 72,00 | 68,22 | 65,40 | 67,53 | 69,72 | 71,37 | 73,47 | 63,13 |
| Wasser | 230,91 | 228,00 | 231,78 | 234,60 | 232,47 | 230,28 | 228,63 | 226,53 | 186,88 |
| + Amasillösung | 11,50 | — | — | 11,50 | — | — | 11,50 | — | — |
| Organische Substanz | 61,38 | 63,72 | 60,51 | 55,23 | 57,45 | 58,26 | 61,89 | 62,79 | 51,68 |
| + Sicherungszusatz | 0,60 | 0,22 | 0,50 | 0,60 | 0,22 | 0,50 | 0,60 | 0,22 | 0,41 |
| Rohasche | 7,71 | 8,28 | 7,71 | 10,17 | 10,08 | 11,46 | 9,48 | 10,68 | 11,45 |
| + Sicherungszusatz | — | 0,38 | 0,10 | — | 0,68 | 0,10 | — | 0,68 | 0,09 |
| Rohprotein | 11,04 | 11,19 | 11,01 | 8,79 | 9,42 | 9,12 | 9,18 | 9,21 | 7,70 |
| Reinprotein | 8,70 | 8,82 | 8,61 | 7,35 | 7,83 | 7,74 | 7,56 | 7,98 | 6,68 |
| Verdauliches Rohprotein | 8,49 | 8,58 | 8,31 | 6,30 | 6,63 | 6,03 | 6,18 | 6,24 | 5,15 |
| Amide | 2,51 | 2,40 | 2,40 | 1,44 | 1,56 | 1,38 | 1,62 | 1,23 | 1,03 |
| Rohfaser | 21,12 | 21,15 | 21,87 | 19,26 | 20,64 | 20,58 | 22,85 | 23,31 | 19,25 |
| Rohfett | 3,06 | 3,27 | 3,09 | 2,34 | 2,34 | 2,40 | 2,43 | 2,64 | 2,03 |
| N-freie Extraktstoffe | 26,16 | 28,11 | 24,54 | 24,84 | 25,05 | 26,16 | 27,48 | 27,63 | 22,69 |

Übersicht 3b. *Die Entleerung der Silos mit Luzernegärfutter*

*Die Nährstoffbilanz*

Verlust oder Gewinn der Gärfutterarten in den einzelnen Nährstoffgruppen
(Ausgedrückt in kg und % des Ausgangsmaterials)

| Bezeichnung | a) Luzerne vor der Blüte | | | | | | b) Luzerne in der Blüte | | | | | | c) Luzerne nach der Blüte | | | | | |
|---|---|---|---|---|---|---|---|---|---|---|---|---|---|---|---|---|---|---|
| | Silo Nr. 1 | | 4 | | 7 | | Silo Nr. 2 | | 5 | | 8 | | Silo Nr. 3 | | 6 | | 9 | |
| | Silam-Silo Ameisensäure | | Kofasalz | | Glykosil-Streusalz | | Silam-Silo-Ameisensäure | | Kofasalz | | Glykosil-Streusalz | | Silam-Silo-Ameisensäure | | Kofasalz | | Glykosil-Streusalz | |
| | kg | ± % | kg | ± % | kg | ± % | kg | ± % | kg | ± % | kg | ± % | kg | ± % | kg | ± % | kg | ± % |
| Gefüllt wurden insges.*) | 312,0 | | 300,9 | | 300,6 | | 312,0 | | 300,9 | | 300,6 | | 312,0 | | 300,9 | | 250,5 | |
| Entleert wurden insges. | 301,5 | – 3,4 | 297,0 | – 1,3 | 289,8 | – 3,6 | 299,3 | – 4,1 | 293,4 | – 2,5 | 290,3 | – 3,4 | 299,9 | – 3,9 | 294,8 | – 2,0 | 237,0 | – 5,4 |
| Diese Menge verteilt sich auf: | | | | | | | | | | | | | | | | | | |
| Wasser | 241,83 | – 0,3 | 230,23 | + 1,0 | 228,39 | – 1,5 | 241,74 | – 1,8 | 225,36 | – 2,2 | 228,76 | – 0,7 | 238,33 | – 0,8 | 223,81 | – 1,2 | 183,32 | – 1,9 |
| Trockensubstanz | 59,67 | – 13,6 | 66,77 | – 7,3 | 61,41 | – 10,0 | 57,56 | – 12,0 | 68,04 | – 2,2 | 61,54 | – 11,7 | 61,57 | – 13,7 | 70,99 | – 3,4 | 54,48 | – 13,7 |
| Organische Substanz | 51,38 | – 17,1 | 57,71 | – 9,7 | 52,97 | – 11,7 | 47,53 | – 14,9 | 56,60 | – 4,7 | 49,09 | – 16,5 | 52,03 | – 16,7 | 59,14 | – 6,1 | 43,42 | – 16,6 |
| Rohprotein | 9,92 | – 10,1 | 10,63 | – 5,0 | 10,32 | – 6,3 | 7,90 | – 10,1 | 9,56 | – 1,2 | 8,30 | – 9,0 | 8,22 | – 10,5 | 9,35 | + 1,5 | 6,99 | – 9,2 |
| Reineiweiß | 4,10 | – 52,9 | 5,17 | – 41,4 | 3,83 | – 55,5 | 3,89 | – 47,1 | 4,55 | – 43,6 | 3,83 | – 50,5 | 4,44 | – 41,3 | 4,81 | – 39,7 | 3,59 | – 46,3 |
| Amide | 5,82 | +151,9 | 5,46 | +127,5 | 6,49 | +170,4 | 4,04 | +180,5 | 4,99 | +212,0 | 4,47 | +223,9 | 3,78 | +133,3 | 4,57 | +271,5 | 3,40 | +230,0 |
| Verdaul. Rohprotein | 8,20 | – 3,4 | 8,82 | + 2,8 | 8,55 | + 2,9 | 6,08 | – 3,5 | 7,45 | + 9,0 | 6,15 | + 2,0 | 6,12 | – 1,0 | 7,05 | + 12,9 | 5,02 | – 2,5 |
| Rohfett | 3,41 | + 11,4 | 3,95 | + 20,7 | 3,01 | – 2,6 | 2,87 | + 22,6 | 3,29 | + 35,8 | 2,84 | + 18,3 | 3,05 | + 24,7 | 3,12 | + 18,2 | 2,31 | – 11,4 |
| Rohfaser | 18,78 | – 11,1 | 19,01 | – 10,1 | 20,70 | – 5,3 | 18,77 | – 2,5 | 21,33 | + 0,3 | 18,60 | – 9,6 | 21,83 | – 4,3 | 22,43 | – 3,8 | 18,41 | – 4,4 |
| Rohasche | 8,29 | + 7,5 | 9,08 | + 1,1 | 8,43 | + 7,9 | 10,03 | – 1,4 | 11,41 | – 3,3 | 12,45 | + 7,7 | 9,54 | + 0,6 | 11,82 | + 4,0 | 11,06 | – 4,1 |
| N-freie Extraktstoffe | 19,27 | – 26,3 | 24,12 | – 14,1 | 18,93 | – 22,9 | 17,99 | – 27,7 | 22,45 | – 13,1 | 19,34 | – 26,1 | 18,95 | – 31,0 | 24,57 | – 12,2 | 15,71 | – 30,8 |

* einschl. Sicherungszusätze.

a) Silam-Silo-Ameisensäure 3,8% Verlust
b) Kofasalz 1,9% „
c) Glykosil-Streusalz 4,1% „

Es scheint demnach, daß das *Kofasalz* eine etwas bessere konservierende Wirkung erzielen konnte als die beiden anderen vergleichsweise verwendeten Zusatzmittel Ameisensäure und Glykosil-Streusalz.

Errechnet man nun die *Gesamtverluste*, ohne Berücksichtigung der Wirkung der verschiedenen Sicherungszusätze, so ergeben sich die folgenden Verhältnisse:

a) vor der Blüte 2,8% Verlust
b) in der Blüte 3,3% „
c) nach der Blüte 3,8% „

Die 3 verschiedenen Wachstumsstadien der Luzerne haben keine nennenswerte Veränderung der Verluste bewirkt. Die Differenz beträgt lediglich 1%.

Übersicht 4. *Die Füllung und Entleerung des Silos*
(Die Einsäuerungsverluste in kg und %) insgesamt:

| Bezeichnung | Silo Nr. | | | | | | | | |
|---|---|---|---|---|---|---|---|---|---|
| | 1 | 4 | 7 | 2 | 5 | 8 | 3 | 6 | 9 |
| | a) vor der Blüte | | | b) in der Blüte | | | c) nach der Blüte | | |
| Einwaage: frische Luzerne . . | 300,0 | 300,0 | 300,0 | 300,0 | 300,0 | 300,0 | 300,0 | 300,0 | 250,0 |
| + Sicherungszusätze: | | | | | | | | | |
| Silam-Silo-Ameisensäure . . | 12,0 | — | — | 12,0 | — | — | 12,0 | — | — |
| Kofasalz . . . . . . . . | — | 0,9 | — | — | 0,9 | — | — | 0,9 | — |
| Glykosil-Streusalz . . . . | — | — | 0,6 | — | — | 0,6 | — | — | 0,5 |
| Summe kg bei der Füllung . . | 312,0 | 300,9 | 300,6 | 312,0 | 300,9 | 300,6 | 312,0 | 300,9 | 250,5 |
| Auswaage bei Öffnung kg Gärfutter . . . . . . . . . . | 301,5 | 297,0 | 289,8 | 299,3 | 293,4 | 290,3 | 299,9 | 294,8 | 237,0 |
| Verlust in kg gegenüber Füllung | −10,5 | −3,9 | −10,8 | −12,7 | −7,5 | −10,3 | −12,1 | −6,1 | −13,5 |
| „ „ % „ „ | −3,4 | −1,3 | −3,6 | −4,1 | −2,5 | −3,4 | −3,9 | −2,0 | −5,4 |

Die Übersicht 4a bringt den % (—) Verlust oder (+) Gewinn der *Luzernegärfutterarten mit jeweils gleichen Schnittzeiten.*

In der Trockensubstanz, organischen Substanz, im Rohprotein, im Reineiweiß und in den N-freien Extraktstoffen sind die *%-Verluste* nahezu gleich hoch. Bei der Rohfaser stellten sich die Abnahmen im Wachstumsstadium a) vor der Blüte rund doppelt so hoch als in den späteren Schnittzeiten. Diesen Substanzverlusten stehen Gewinne der Nährstoffgruppen Amide und Rohfett gegenüber. Die Menge verdaulichen Rohproteins ist praktisch erhalten geblieben. Die abgebauten Eiweißsubstanzen sind als „Amide" festzustellen. Faßt man diese Ergebnisse zusammen, so läßt sich erkennen, daß

Übersicht 4a und b

| Bezeichnung | Trocken-Substanz | Wasser | Organ. Substanz | Roh-protein | Rein-eiweiß | Verd. Roh-protein | Amide | Roh-faser | Roh-fett | N-freie Extrakt-stoffe |
|---|---|---|---|---|---|---|---|---|---|---|
| ± % Verlust oder Gewinn der Luzernegärfutterarten mit jeweils gleichen Schnittzeiten: | | | | | | | | | | |
| Silo Nr. 1, 4, 7 Luzerne vor der Blüte | − 10,3 | − 0,3 | − 12,5 | − 7,1 | − 49,9 | + 0,8 | + 149,9 | − 8,8 | + 9,8 | − 21,1 |
| Silo Nr. 2, 5, 8 Luzerne in der Blüte | − 8,6 | − 1,6 | − 12,0 | − 6,8 | − 47,1 | + 2,5 | + 205,5 | − 3,9 | + 25,6 | − 22,3 |
| Silo Nr. 3, 6, 9 Luzerne nach der Blüte | − 10,3 | − 1,3 | − 13,1 | − 6.1 | − 41,4 | + 3,1 | + 211,6 | − 4,2 | + 18,1 | − 24,7 |
| ± % Verlust oder Gewinn der Luzernegärfutterarten mit jeweils gleichen Zusatzmitteln: | | | | | | | | | | |
| Silo Nr. 1, 2, 3 Silam-Silo-Ameisensäure | − 13,1 | − 1,0 | − 16,2 | − 10,2 | − 47,1 | − 2,6 | + 155,2 | − 6,0 | + 19,6 | − 28,3 |
| Silo Nr. 4, 5, 6 Kofasalz | − 4,3 | − 0,8 | − 6,8 | − 1,6 | − 41,6 | + 8,2 | + 203,7 | − 4,5 | + 24,9 | − 13,2 |
| Silo Nr. 7, 8, 9 Glykosil-Streusalz | − 11.8 | − 1,4 | − 14,9 | − 8,2 | − 50,8 | + 0,8 | + 208,1 | − 6,4 | + 9,0 | − 26,6 |

durch die *verschiedenen Schnittzeiten* ein nennenswerter positiver oder auch negativer Einfluß bezüglich der Erhaltung der Nährstoffgruppn nicht zu verzeichnen ist.

Aus der Übersicht 4b sind die ± Verluste oder Gewinne der Luzernegärfutterarten, bei jeweils gleichen Sicherungszusätzen, zu entnehmen. Hier ergibt sich eine *Überlegenheit des „Kofasalzes"* gegenüber den beiden anderen Sicherungszusätzen; denn die Verluste der Nährstoffgruppen Trockensubstanz, organische Substanz, Rohprotein, Reineiweiß und N-freie Extraktstoffe sind für „Kofasalz" deutlich geringer als für Silam-Silo-Ameisensäure und Glykosil- Streusalz. Hierzu kommt, daß die Gewinne durch „Kofasalz" bei verdaulichem Rohprotein und Rohfett größer sind als bei den anderen Sicherungszusätzen. Es ist demnach, bei aller Vorsicht, eine bessere konservierende Wirkung des Kofasalzes gegenüber Silam-Silo-Ameisensäure und Glykosil-Streusalz nicht von der Hand zu weisen.

Übersicht 5a

1. Die pH-Werte (Mittel aus 6 Einzelbestimmungen) und die Beurteilung des Gärfutters auf Grund des pH-Wertes nach GNEIST.
2. Die $NH_3$-N-Gehalte (im Mittel von 6 Einzelbestimmungen) in mg und % und der %-Eiweißabbau.

| Silo Nr. | Sicherungszusatz | Entwicklungszustand der Luzerne | 1 | | 2 | | |
|---|---|---|---|---|---|---|---|
| | | | pH-Werte | | Eiweißabbau $NH_3-N$ in 100 g Frischsubst. | | |
| | | | pH (Mittel | Beurteilung n. GNEIST | mg | % | % |
| 1 | Silam-Silo-Ameisensäure | vor der Blüte | 4,91 | befriedigend | 96,2 | 0,10 | 19,2 |
| 4 | Kofasalz . . . . . . | „ | 4,44 | gut | 47,7 | 0,05 | 8,7 |
| 7 | Glykosil-Streusalz . . . | „ | 5,38 | schlecht | 96,5 | 0,10 | 17,0 |
| 2 | Silam-Silo-Ameisensäure | in der Blüte | 4,93 | befriedigend | 62,5 | 0,06 | 14,3 |
| 5 | Kofasalz . . . . . . | „ | 4,50 | gut | 51,5 | 0,05 | 9,6 |
| 8 | Glykosil-Streusalz . . . | „ | 5,19 | schlecht | 71,2 | 0,07 | 15,6 |
| 3 | Silam-Silo-Ameisensäure | nach der Blüte | 5,37 | schlecht | 101,3 | 0,10 | 22,8 |
| 6 | Kofasalz . . . . . . | „ | 5,06 | befriedigend | 69,6 | 0,07 | 13,7 |
| 9 | Glykosil-Streusalz . . . | „ | 5,35 | schlecht | 101,6 | 0,10 | 21,3 |

Der Übersicht 5a sind zu entnehmen:

1. Die pH-Werte und die Beurteilung des Gärfutters auf Grund des pH-Wertes nach GNEIST (Mittel aus 6 Einzelbestimmungen).
2. *Die $NH_3$-N-Gehalte in mg und % im Mittel:*
   Der Eiweißabbau.

1. *Die pH-Werte und die Beurteilung des Gärfutters auf Grund der pH-Werte nach* GNEIST.

Eine Verbesserung der pH-Werte im *Wachstumszustand* b) in der Blüte und c) nach der Blüte gegenüber a) vor der Blüte ist nicht festzustellen, eher ist, im Gegenteil, eine Verschlechterung zu beobachten. Hingegen scheinen die *Sicherungszusätze* einen Einfluß zu haben. Bei gleich guter Silierwirkung der verschiedenen Sicherungszusätze, jeweils innerhalb des gleichen Entwicklungszustandes der Luzerne, müßten die pH-Werte, bzw. die Beurteilungen auf Grund der pH-Werte nach GNEIST, gleich sein. Dies ist aber nicht der Fall, wie folgende Gegenüberstellung zeigt:

| Sicherungszusatz | a | b | c | Mittel | Beurteilung nach GNEIST |
|---|---|---|---|---|---|
| | vor der | in der | nach der | | |
| | Blüte | | | | |
| Silam-Silo-Ameisensäure . . | 4,91 | 4,93 | 5,37 | 5,07 | schlecht |
| Kofasalz . . . . . . . . | 4,44 | 4,50 | 5,06 | 4,67 | befr. — gut |
| Glykosil-Streusalz . . . . | 5,38 | 5,19 | 5,35 | 5,31 | schlecht |

Den günstigsten mittleren pH-Wert mit der Beurteilung „befriedigend-gut" erzielte das *Kofasalz;* die Wirkung der anderen beiden Sicherungszusätze konnte nur mit „schlecht" benotet werden.

*Die subjektiven Prüfungen:*

a) Geschmack: Der Geschmack der verschiedenen Luzernegärfutterarten erwies sich für den Menschen nur in wenigen Fällen als angenehm. So lediglich bei Zusatz von Kofasalz in den Entwicklungsstadien a) vor der Blüte und b) in der Blüte.

b) Geruch: Auch der Geruch war in den meisten Fällen infolge Anwesenheit von Buttersäure nicht angenehm.

c) Farbe: Die Farbe erwies sich meist als normal „olivgrün", doch traten gelegentlich auch Farbveränderungen auf.

d) Struktur: Die Struktur war fast in allen Gärfutterarten sehr gut erhalten.

2. *Die $NH_3$-N-Gehalte in mg und %:*

Die $NH_3$-N-Gehalte der verschiedenen Gärfutterarten drücken die Unterschiede in mg deutlicher aus als in den %-Gehalten. Die Mittelwerte der $NH_3$-N-Gehalte betrugen in mg:

| | |
|---|---|
| a) vor der Blüte | 85,5 mg $NH_3$-N |
| b) in der Blüte | 61,7 mg $NH_3$-N |
| c) nach der Blüte | 90,8 mg $NH_3$-N |

Es trat zwar im Wachstumszustand b) in der Blüte eine Erniedrigung des $NH_3$-N-Gehaltes ein, erreichte jedoch im Wachstumszustand c) nach der Blüte mit 90,8 mg $NH_3$-N den größten Wert.

3. Unter Berücksichtigung der verschiedenen Sicherungszusätze erzielten diese die folgenden $NH_3N$-Werte in mg, bzw. folgenden %-Eiweißabbau (Mittelwerte):

| | | |
|---|---|---|
| Silam-Silo-Ameisensäure | 86,7 mg $NH_3$-N = 18,8% | Eiweißabbau |
| Kofasalz | 56,3 mg $NH_3$-N = 10,7% | „ |
| Glykosil-Streusalz | 89,6 mg $NH_3$-N = 18,0% | „ |

Es hebt sich also das *Kofasalz* mit dem niedrigsten $NH_3$-N-Gehalt, bzw. *niedrigsten % Eiweißabbau* von den beiden anderen Sicherungszusätzen deutlich ab, so daß wahrscheinlich eine den Eiweißabbau stärker hemmende Wirkung des Kofasalzes angenommen werden kann.

Die folgende Übersicht 5b bringt:

4. *die Ergebnisse der Säuredestillationen nach* LEPPER *und* FLIEG *und*

5. *die Benotung nach dem Punktschlüssel von* O. FLIEG:

Ohne Berücksichtigung des Entwicklungszustandes der Luzerne ergaben sich nach den Säuredestillationen die folgenden *Punktzahlen im Mittel* und die diesbezüglichen Benotungen:

| Entwicklungszustand | Punktzahl i. M. | Benotung |
|---|---|---|
| a) vor der Blüte | 60 | befriedigend |
| b) in der Blüte | 53 | „ |
| c) nach der Blüte | 43 | „ |

Dieser Gegenüberstellung zufolge ist eine Verbesserung der Säureverhältnisse durch die verschiedenen *Schnittzeiten* nicht zu erwarten; denn die Benotung konnte in allen Fällen, bei abnehmender Punktzahl, nur mit „befriedigend" erfolgen.

Wie sich die verschiedenen *Sicherungszusätze*, ohne Berücksichtigung des Entwicklungszustandes der Luzerne, auswirkten, kann aus folgender Gegenüberstellung ersehen werden:

| Sicherungszusatz | Punktzahl i. M. | Benotung |
|---|---|---|
| Silam-Silo-Ameisensäure | 48 | befriedigend |
| Kofasalz | 82 | sehr gut |
| Glykosil-Streusalz | 27 | mäßig |

Die Sicherungszusätze brachten eine scharfe Differenzierung ihrer Wirkungen. Am weitaus günstigsten mit der Note „sehr gut" schnitt das „*Kofasalz*" ab. Es folgt mit weitem Punktabstand und der Note „befriedigend" die Ameisensäure als „Silam-Silo-Ameisensäure", während das „Glykosil-Streusalz" mit abermals weitem Punktabstand nach „Silam-Silo-Ameisensäure" und der Benotung „mäßig", am schlechtesten abschnitt.

Übersicht 5b.

4. Die Säuredestillationen nach LEPPER und FLIEG (Milch-, Essig-, Butter- und Gesamtsäure, absolut) und ausgedrückt in % der Gesamtsäure.

5. Die Punktbewertung und Benotung der Luzerne-Gärfutterarten nach dem neuen Schlüssel von O. FLIEG.

| Silo-Nr. | Sicherungszusatz | Entwicklungszustand der Luzerne | 4 | | | | | | | 5 | | | | |
|---|---|---|---|---|---|---|---|---|---|---|---|---|---|---|
| | | | Säuredestillation nach LEPPER u. FLIEG | | | | | | | Punktbewertung nach O. FLIEG | | | | Benotung |
| | | | Milch-säure | Essig-säure | Butter-säure | Gesamt | Milch-säure | Essig-säure | Butter-säure | Milch-säure | Essig-säure | Butter-säure | Gesamtpunktzahl | |
| | | | | | | | in % Ges.-Säure | | | | | | | |
| 1 | Silam-Silo-Ameisensäure*) . | vor der Blüte | 1,196 | 0,383 | 0,805 | 2,384 | 50,1 | 16,1 | 33,8 | 20 | 25 | 5 | 50 | befriedigend |
| 4 | Kofasalz . . . . . . . . | „ | 1,706 | 0,508 | 0,000 | 2,214 | 77,1 | 22,9 | 0,0 | 25 | 20 | 50 | 95 | sehr gut |
| 7 | Glykosil-Streusalz . . . . | „ | 0,936 | 0,305 | 1,161 | 2,402 | 39,0 | 12,7 | 48,3 | 10 | 25 | 0 | 35 | mäßig |
| 2 | Silam-Silo-Ameisensäure*) . | in der Blüte | 0,910 | 0,428 | 0,908 | 2,247 | 40,6 | 19,0 | 40,4 | 15 | 25 | 0 | 40 | mäßig |
| 5 | Kofasalz . . . . . . . . | „ | 1,874 | 0,793 | 0,009 | 2,676 | 71,1 | 29,6 | 0,3 | 25 | 20 | 45 | 90 | sehr gut |
| 8 | Glykosil-Streusalz . . . . | „ | 0,493 | 0,336 | 0,738 | 1,567 | 31,5 | 20,4 | 47,1 | 10 | 20 | 0 | 30 | mäßig |
| 3 | Silam-Silo-Ameisensäure*) . | nach der Blüte | 0,634 | 0,473 | 1,520 | 2,627 | 57,9 | 18,0 | 24,1 | 20 | 25 | 10 | 55 | befriedigend |
| 6 | Kofasalz . . . . . . . . | „ | 1,324 | 0,666 | 0,490 | 2,480 | 53,3 | 26,9 | 19,8 | 20 | 20 | 20 | 60 | befriedigend |
| 9 | Glykosil-Streusalz . . . . | „ | 0,609 | 0,595 | 1,530 | 2,734 | 22,3 | 21,8 | 55,9 | 5 | 20 | — 5 | 20 | schlecht |

*) Unter Berücksichtigung des „Ameisensäurefehlers“.

## III. Zusammenfassung

1. Um die Zusammenhänge zwischen den verschiedenen Entwicklungszuständen der Luzerne, a) vor der Blüte, b) in der Blüte und c) nach der Blüte, und ihrer Silierfähigkeit zu ermitteln, wurde ein Silierversuch durchgeführt, wobei gleichzeitig die Silierwirkung verschiedener Sicherungszusätze (Silam-Silo-Ameisensäure, Kofasalz und Glykosil-Streusalz) festgestellt werden sollte.
2. Aus den errechneten Nährstoffbilanzen, ermittelt auf Grund der durchgeführten Analysen des Grünfutters und der Analysen der erhaltenen Gärfutterarten, ließ sich feststellen, daß bei den Gärprozessen Verluste an organischer Substanz eintraten, die jedoch durch die verschiedenen Sicherungszusätze in unterschiedlicher Höhe eingeschränkt wurden. Von den Verlusten an organischer Substanz wurde besonders das Rohprotein und Reineiweiß betroffen; diesen Verlusten an Eiweiß stehen hohe Gewinne an Amiden gegenüber. Die Verluste an N-freien Extraktstoffen erwiesen sich, unabhängig von den Schnittzeiten, als gleich hoch.
3. Die Gesamtverluste, ermittelt durch die exakte Auswaage der Gärfutterarten, stellten sich relativ niedrig. Sie betrugen bei „Silam-Silo-Ameisensäure“ und „Glykosil-Streusalz“ rd. 4% und erniedrigten sich durch „Kofasalz“ auf etwa 2%.
4. Die Ergebnisse der pH-Bestimmungen:
   a) ohne Berücksichtigung des Sicherungszusatzes:
   Ermittelter pH-Wert des Luzernegärfutters:

   | | |
   |---|---|
   | a) vor der Blüte | 4,91 |
   | b) in der Blüte | 4,87 |
   | c) nach der Blüte | 5,26 |

   Es ist also festzustellen, daß die spätere Schnittzeit eine erhebliche Verschlechterung des pH-Wertes erbrachte.

   b) Unter Berücksichtigung der Sicherungszusätze ergaben sich durch

   | | |
   |---|---|
   | Silam-Silo-Ameisensäure | 5,07 |
   | Kofasalz | 4,67 |
   | Glykosil-Streusalz | 5,31 |

   Demnach erzielte das „Kofasalz“ den günstigsten pH-Wert, anschließend die Ameisensäure und abschließend das Glykosil-Streusalz.
5. Die Ergebnisse der $NH_3$-N-Bestimmungen:
   Der $NH_3$-N-Gehalt stellte sich zwar bei b) in der Blüte etwas niedriger als bei a) vor der Blüte, erreichte aber bei c) nach der Blüte den höchsten Wert.
   Von den Sicherungszusätzen wurde durch das „Kofasalz“ der niedrigste $NH_3$-N-Gehalt in mg und der geringste Eiweißabbau erzielt.
6. Die Ergebnisse der Säuredestillationen nach LEPPER und FLIEG:
   Die spätere Schnittzeit wirkte sich nicht günstiger auf die %-Gehalte der organischen Säuren aus. Eher ist eine Verschlechterung festzustellen; denn die Gesamtpunktzahlen nahmen mit dem längeren Wachstum der Pflanzen ab.

Von den Sicherungszusätzen wirkte sich das „Kofasalz“ bedeutend günstiger auf die Säureverhältnisse aus, als die beiden anderen angewendeten Sicherungszusätze „Silam-Silo-Ameisensäure“ und „Gykosil-Streusalz“.

7. Bezüglich der Zusammenhänge zwischen den verschiedenen Schnittzeiten eines eiweißreichen Grünfutters (Luzerne) und seiner Silierfähigkeit läßt sich feststellen, daß zwischen einem vor der Blüte silierten und einem mäßig überständigen Grünfutter keine großen Unterschiede zu bestehen scheinen. Bei starker Überständigkeit jedoch ist wohl mit einer Verschlechterung der Silierfähigkeit der Luzerne zu rechnen.
8. Von den verwendeten Sicherungszusätzen hat das „Kofasalz“ eine günstigeren siliertechnischen Einfluß auf die wichtigsten Nährstoffgruppen ausgeübt als die beiden anderen vergleichsweise verwendeten Sicherungszusätze „Silam-Silo-Ameisensäure“ und „Glykosil-Streusalz“.
9. Abschließend ist also zu erkennen, daß sich die Zusammenhänge zwischen Entwicklungszustand eines eiweißreichen Grünfutters und seiner Silierfähigkeit in der Weise auswirken, daß stark überständiges, eiweißreiches Grünfutter eine Verschlechterung der Silierfähigkeit verursacht und dadurch ein schlechter benotetes Gärfutter entstehen läßt.

Aus dem Agrikulturchemischen Institut der Justus-Liebig-Hochschule (Universität) Gießen
(Direktor: Prof. Dr. K. SCHARRER)

*K. SCHARRER, R. SCHREIBER u. H. KÜHN*

# SILIERVERSUCHE ÜBER DIE NÄHRSTOFFVERLUSTE BEIM ANWELKVERFAHREN

Der mehr oder minder hohe Wassergehalt eines Grünfutters übt auf die biologischen Vorgänge im Futterstock einen verschiedenen Einfluß aus. Nach WIEGNER, CRASEMANN und MAGASANIK [1] soll ein höherer Wassergehalt die Essigsäure-, ein abnehmender Wassergehalt die Milchsäurebildung fördern. Das Anwelkverfahren, bei dem durch das Anwelkenlassen des frischen Grünfutters der Wassergehalt herabgesetzt wird, verursacht eine gesteigerte Zellatmung und eine verstärkte Bakterientätigkeit, wodurch die Nährstoffverluste begünstigt werden.

Wie sich diese Verhältnisse bei einem normalen und einem stark angewelkten Futter gegenüber einem gleich nach dem Schneiden eingesäuerten Grünfutter gestalten, sollte in einem diesbezüglichen Versuch ermittelt werden.

Der Versuchsplan kann der Übersicht 1 entnommen werden. Zur technischen Durchführung der Versuche ist zu bemerken: Die Luzerne stammte vom Schlag 59 des Versuchsgutes „Unterer Hardthof" in Gießen. Zur Silierung standen 3 Betonsilos zur Verfügung. Die Luzerne wurde am 5. Juni 1952 um 9 Uhr vorm. für alle 3 Versuche geschnitten und in Silo 2 sofort siliert, wobei das genaue Abwiegen der für die Versuche Nr. 2 und 3 erforderlichen je 300 kg frischer Luzerne ebenfalls gleichzeitig erfolgte. Die 2 × 300 kg frischer Luzerne wurden je auf einer Papierunterlage ausgebreitet und für den Versuch 2 in Silo 5 bis zum 6. Juni 9 Uhr vorm. abwelken gelassen und dann das lufttrockene Gewicht ermittelt. Es betrug, unter Berücksichtigung der gezogenen Proben von insgesamt 3,8 kg und einem angenommenen mechanischen Verlust von 0,5 kg, 251,7 kg. Die Luzerne für den Versuch 3 in Silo 6 wurde bis zum Spätnachmittag des 6. Juni, einem schönen, sonnigen Tag, abwelken gelassen, wobei dann ebenfalls das lufttrockene Gewicht ermittelt wurde. Es betrug, wiederum unter Berücksichtigung der bezogenen Proben zwecks Analysen und dem angenommenen mechanischen Verlust von 0,5 kg, 224,2 kg.

Als Sicherungszusatz wurde für alle 3 Versuche je 100 kg Grünfutter 300 g Kofasalz verwendet.

Übersicht 1. *Der Versuchsplan*

| Vers. Nr. | Sicherungszusatz | Zustand und Menge des Grünfutters | kg/Silo | Silo-Nr. | Tag der Einsäuerung 1952 | Tag der Öffn. d. Silos 1953 |
|---|---|---|---|---|---|---|
| | | | Luzerne: | | | |
| 1 | Kofasalz lt. Vorschrift | normal, d. h. sofort siliert | 300,0 | 2 | 5. Juni 9 h | 10. Februar |
| 2 | „ | normal angewelkt . . . | 251,7 | 5 | 6. Juni 9 h | 9. Februar |
| 3 | „ | stark angewelkt . . . . | 224,2 | 6 | 6. Juni 17 h | 11. Februar |

Diese Anwelkversuche wurden von uns bereits im Jahre 1951 nach demselben Versuchsplan ebenfalls mit Luzerne, und unter genauer Einhaltung der geschilderten technischen Durchführung, ausgeführt. Die abzuschließende Darstellung dieser Versuchsergebnisse soll wörtlich zitiert werden:

„Zusammenfassend läßt sich aus diesen Versuchsergebnissen feststellen, daß es wohl zweckmäßig ist, ein mäßiges Abwelkenlassen der Futterpflanzen durchzuführen. Dadurch verschwindet ein großer Teil des Wassers, während die Verluste, die durch die Gärung selbst entstehen, bei gut durchgeführten Silagen sehr gering sind. Es ist daher für Futterpflanzen mit einem durchschnittlichen Wassergehalt von 80% „normales" Abwelkenlassen zu befürworten, während sich bei wasserreichen Pflanzen mit nur etwa 10% Trockensubstanz sogar ein stärkeres Abwelkenlassen empfehlen läßt."

Die neuerlich angesetzten Versuche sollten diese Ergebnisse bestätigen, so daß dann das Abwelkenlassen wasserreicher Futterpflanzen, im Interesse eines risikoloseren Gelingens der Silage, unter Einschränkung der Verluste, generell befürwortet werden kann.

Übersicht 2a bringt die Analyse der frischen Luzerne in den 3 verschiedenen Zustandsbedingungen.

Im einzelnen ist zu dieser Übersicht auszuführen (in der Frischsubstanz):

*Wassergehalt:* Der Wassergehalt des normal abgewelkten Materials hatte sich gegenüber sofort siliertem Grünfutter um rd. 4% verringert, dementsprechend ist die Trockensubstanz angestiegen. Die Differenz gegenüber stark abgewelktem Futter betrug ebenfalls etwa 4%. Starkes Anwelkenlassen des Futters erniedrigte daher den Wassergehalt um etwa 8,3%, d. h. erhöhte dementsprechend den Trockensubstanzgehalt. Entsprechend der Zunahme an Trockensubstanz vermehrte sich auch die *organische Substanz.*

*Roh- und Reinprotein:* Beide Eiweißarten nahmen, entsprechend der größeren Menge an Trockensubstanz, etwas zu, während sich der Gehalt an *Amiden* nur in sehr geringen wohl kaum als Unterschiede zu bezeichnenden Werten bewegten.

*Verd. Rohprotein:* Auch der Gehalt an verdaulichem Rohprotein erhöhte sich durch das Abwelkenlassen des Futters.

*Rohfett:* Die Rohfettgehalte lassen eine Änderung nicht erkennen, wohl aber nahm die

*Rohfaser* mit zunehmender organischer Substanz in größerer Menge zu. Die Differenzen bewegten sich in folgenden Werten:
Differenz normal abgewelkt gegenüber sofort siliertem Futter + 1,57%.
Differenz stark abgewelkt gegenüber sofort siliertem Futter + 2,82%.

*Rohasche:* Auch die Rohaschegehalte erhöhten sich etwas durch das Abwelkenlassen. Ferner lassen die

*N-freien Extraktstoffe* eine Zunahme durch das Abwelkenlassen des Futters erkennen. Sie beträgt gegenüber normal abgewelktem Futter 0,91%, gegenüber stark abgewelktem Futter 2,67%.

Übersicht 2a. *Die Versuchsergebnisse*

Die Nährstoffgehalte der Luzerne, frisch, d. h. sofort siliert, normal angewelkt und stark angewelkt, in der Frischsubstanz und in der Trockensubstanz

| Silo-Nr. | Bezeichnung | Wasser | Trockensubstanz | Organ. Substanz | Roh-protein | Rein-eiweiß | Amide | verd. Roh-protein | Roh-fett | Roh-faser | Roh-asche | N-freie Extrakt-stoffe |
|---|---|---|---|---|---|---|---|---|---|---|---|---|
| | In 100 Teilen Frischsubstanz sind enthalten: | | | | | | | | | | | |
| 2 | frisch, d. h. sofort siliert . . . | 77,18 | 22,82 | 20,13 | 3,47 | 2,80 | 0,67 | 2,59 | 0,97 | 6,79 | 2,69 | 8,90 |
| 5 | normal angewelkt . . . . . . | 73,08 | 26,92 | 23,54 | 4,33 | 3,50 | 0,76 | 3,20 | 1,04 | 8,36 | 3,28 | 9,81 |
| 6 | stark angewelkt . . . . . . . | 68,83 | 31,17 | 27,44 | 4,95 | 4,08 | 0,88 | 3,64 | 1,31 | 9,61 | 3,73 | 11,57 |
| | In 100 Teilen Trockensubstanz sind enthalten: | | | | | | | | | | | |
| 2 | frisch, d. h. sofort siliert . . . | — | 100,00 | 88,21 | 15,20 | 12,26 | 2,94 | 11,33 | 4,25 | 29,75 | 12,79 | 39,01 |
| 5 | normal angewelkt . . . . . . | — | 100,00 | 87,43 | 16,09 | 13,01 | 2,83 | 11,88 | 3,88 | 31,06 | 12,57 | 36,40 |
| 6 | stark angewelkt . . . . . . . | — | 100,00 | 88,02 | 15,84 | 13,08 | 2,81 | 11,67 | 4,21 | 30,84 | 11,98 | 37,08 |

Im großen Ganzen läßt sich erkennen, daß größere Veränderungen in der chemischen Zusammensetzung des Grünfutters durch das Abwelkenlassen nicht festzustellen waren. Die Differenzen betrafen jene Nährstoffgruppen am meisten, deren Ab-, bzw. Zunahme durch das Abwelkenlassen erreicht werden sollte, nämlich: das Wasser und die Trockensubstanz.

Die Übersicht 2b bringt die Nährstoffgehalte der fertigen Gärfutterarten, wozu im einzelnen zu entnehmen ist:

*Wasser- und Trockensubstanzgehalte:* Gegenüber dem Grünfutter haben sich die entsprechenden Zahlen für das Gärfutter nicht nennenswert geändert.

*Organische Substanz:* Diese stellt sich im Gärfutter um eine Kleinigkeit niedriger als im Grünfutter.

*Rohprotein:* Der Rohproteingehalt des Grün- und Gärfutters ist gleich hoch. Der Gehalt des Gärfutters an

*Reineiweiß* hat sich im Vergleich zum ursprünglichen Gehalt des Grünfutters erheblich erniedrigt. Dagegen haben die

*Amide* im Gärfutter bedeutend zugenommen, ein Zeichen, daß ein Eiweißabbau stattfand. Das

*verdauliche Rohprotein* blieb erhalten, desgleichen weisen auch die *Fettgehalte* des Grün- und Gärfutters gleiche Werte auf. Auch die Gehalte an *Rohfaser* haben sich nicht wesentlich geändert.

*Die Rohaschegehalte* nahmen im Gärfutter etwas zu. Die Menge der *N-freien Extraktstoffe* erniedrigte sich im Gärfutter gegenüber dem Grünfutter.

Diese Ergebnisse stimmen mit unseren bisherigen Erfahrungen überein, die bei der Einsäuerung des Grünfutters hinsichtlich der Nährstoffkonservierung gemacht wurden.

Aus der Übersicht 3a kann entnommen werden:

1. pH-Wert und Beurteilung des Gärfutters auf Grund *des ph-Wertes nach* GNEIST,
2. *Die subjektiven Prüfungen:*
   a) Geschmack, b) Geruch, c) Farbe, d) Struktur,
3. *Die $NH_3$-N-Gehalte in mg und %.*

Hierzu ist auszuführen:

1. pH-Wert und Beurteilung des Gärfutters auf Grund *des pH-Wertes nach* GNEIST:
   Die pH-Werte im Mittel von 12 Bestimmungen ergaben durchweg ein schlechtes Gärfutter. Da in allen Versuchen gleichmäßig Kofasalz verwendet wurde, müßte die Verschlechterung der pH-Werte in Silo 5 auf pH-5,23, bzw. auf pH 5,14 in Silo 6 dem Anwelkenlassen zugeschoben werden. Ob diese Folgerung gezogen werden kann, ist fraglich.
2. *Die subjektiven Prüfungen:*
   Nach allen durchgeführten subjektiven Prüfungen sind die erzielten Gärfutterarten als gut gelungen zu bezeichnen. Nennenswerte sinnesmäßig zu erfassende qualitative Unterschiede konnten nicht festgestellt werden.

Übersicht 2b. *Die Versuchsergebnisse*

Die Nährstoffgehalte der Luzernegärfutter, frisch, d. h. sofort siliert, normal angewelkt und stark angewelkt, in der Frischsubstanz und in der Trockensubstanz

| Silo-Nr. | Bezeichnung | Wasser | Trocken-substanz | Organ. Substanz | Roh-protein | Rein-eiweiß | Amide | Verd. Roh-protein | Roh-fett | Roh-faser | Roh-asche | N-freie Extrakt-stoffe |
|---|---|---|---|---|---|---|---|---|---|---|---|---|
| | In 100 Teilen Frischsubstanz sind enthalten: | | | | | | | | | | | |
| 2 | frisch, d. h. sofort siliert . . . | 77,90 | 22,10 | 19,00 | 3,53 | 1,84 | 1,69 | 2,82 | 0,99 | 6,68 | 3,10 | 7,80 |
| 5 | normal angewelkt . . . . . . | 74,66 | 25,34 | 21,66 | 4,21 | 2,08 | 2,13 | 3,23 | 1,04 | 7.91 | 3,68 | 8,50 |
| 6 | stark angewelkt . . . . . . . | 71,97 | 28,03 | 23,97 | 4,75 | 2,64 | 2,11 | 3,58 | 1,14 | 8,72 | 4,06 | 9,36 |
| | In 100 Teilen Trockensubstanz sind enthalten: | | | | | | | | | | | |
| 2 | frisch, d. h. sofort siliert . . . | — | 100,00 | 85,98 | 15,96 | 8,32 | 7,63 | 12,74 | 4,48 | 30,21 | 14,02 | 35,33 |
| 5 | normal angewelkt . . . . . . | — | 100,00 | 85,48 | 16,62 | 8,22 | 8,39 | 12,76 | 4,12 | 31,22 | 14,52 | 33,53 |
| 6 | stark angewelkt . . . . . . . | — | 100,00 | 85,50 | 16,95 | 9,42 | 7,53 | 12,76 | 4,05 | 31,10 | 14 50 | 33,40 |

3. *Die $NH_3$-N-Bestimmungen* ergaben zwischen sofort siliertem und abgewelktem Grünfutter erhebliche Unterschiede; dementsprechend gestaltete sich der Eiweißabbau wie folgt:

In Silo 2 = 2,9% Eiweißabbau,
„ 5 = 14,5% „
„ 6 = 13,9% „

Die Übersicht 3b bringt:

4. *Die Säuredestillation nach* LEPPER *und* FLIEG *(Milch-, Essig-, Butter- und Gesamtsäure):*

Die durchgeführten Säuredestillationen nach LEPPER und FLIEG erbrachten im Mittel von je 6 Bestimmungen durch das Abwelkenlassen ein Ansteigen der Milchsäurewerte, während die Essigsäurezahlen etwa gleich blieben. Deutlicher kommen diese Versuchsergebnisse in

5. *Bewertung nach dem neuen Punktschlüssel von* O. FLIEG *(ausgedrückt in %-Gesamtsäure)*

zum Ausdruck, in welchem die %-Gehalte an organischen Säuren in % der Gesamtsäure umgerechnet wurden. Es ergab sich durch das Anwelkenlassen ein Ansteigen der %-Milchsäurewerte und eine fast gleichmäßige Abnahme der Essigsäurewerte. Buttersäure wurde in keinem Fall nachgewiesen.

Auf Grund dieser %-Gehalte ergaben sich hohe Punktzahlen in allen 3 Versuchen, die durchwegs eine Benotung mit „sehr gut" erlaubten. Diese Benotung steht im Widerspruch zu der Bewertung auf Grund der pH-Werte von GNEIST. Es ist zu bemerken, daß die Bewertung nach dem Punktschlüssel von FLIEG dem wirklichen Wert des Futters entspricht, so daß der neue Punktschlüssel von O. FLIEG, welcher eine Bewertung der pH-Werte nicht vorsieht, völlig zurecht besteht. Unsere eigenen zahlreichen Versuche haben gezeigt, daß zwischen der Bewertung auf Grund des pH-Wertes und nach den Ergebnissen der Säuredestillation eine Diskrepanz besteht, die sich nicht überbrücken läßt. Es war deshalb vollkommen in Ordnung, daß der bisherige DLG-Schlüssel wieder fallen gelassen wurde.

Übersicht 4a gibt ein Bild über die in die Silos durch die Luzerne eingebrachten Nährstoffe bzw. 4b bei der Entleerung der Silos im Gärfutter enthaltenen Nährstoffe. Ein zusammenfassendes Ergebnis über die Gewinne, bzw. Verluste an den einzelnen Nährstoffgruppen während der Silierung bringt die Übersicht 4c, deren Ergebnisse noch etwas näher betrachtet werden müssen:

*Gesamtmenge:* Die mengenmäßigen Gesamtverluste sind bei sorgfältiger Einsäuerung minimal. Sie betrugen in vorliegenden Versuchen im Mittel etwa 1—2% und bestätigen damit erneut ähnliche Zahlen, die schon in unseren früheren Versuchen ermittelt wurden.

*Trockensubstanz:* Durch das Anwelkenlassen entstehen Verluste an Trokkensubstanz, die in der Hauptsache die

Übersicht 3a.

1. pH-Werte und Beurteilung auf Grund der pH-Werte nach GNEIST.
2. Subjektive Prüfungen: a) Geschmack, b) Geruch, c) Farbe, d) Struktur.
3. Die $NH_3$-N-Gehalte in mg und %.

| Silo-Nr. | Zustand des Grünfutters | 1 | | 2 | | | | 3 | | | | |
|---|---|---|---|---|---|---|---|---|---|---|---|---|
| | | pH-Werte | | a | b | c | d | $NH_3$-N-Gehalte/100 g Frischsubst. | | | | |
| | | Mittel *) | Beurteilung nach GNEIST | Geschmack | Geruch | Farbe | Struktur | I | II | III | Mittel mg **) | Mittel % |
| 2 | frisch, d. h. sofort siliert | 4,61 | befriedigend | nicht unangenehm | angenehm aromatisch | olivgrün | sehr gut erhalten | 54,6 | 49,4 | 44,0 | 49,3 | 0,05 |
| 5 | normal angewelkt . . | 5,23 | schlecht | „ | „ | „ | „ | 109,0 | 102,0 | 103,0 | 103,7 | 0,10 |
| 6 | stark angewelkt . . . | 5,14 | schlecht | „ | angenehm leichter Geruch n. Buttersäure | „ | gut erhalten | 110,0 | 103,0 | 113,0 | 108,7 | 0,11 |

*) Mittel aus 12 Bestimmungen.
**) Mittel aus 6 Bestimmungen.

Übersicht 3b.

4. Säuredestillationen nach LEPPER und FLIEG (Milch-, Essig- u. Buttersäure und Gesamtsäure).
5. Bewertung nach dem neuen Punktschlüssel von O. FLIEG (ausgedrückt in %-Gesamtsäure).

| Silo-Nr. | Zustand des Grünfutters | 4 | | | | | | | 5 Punktbewertung nach O. FLIEG | | | | Bewertung |
|---|---|---|---|---|---|---|---|---|---|---|---|---|---|
| | | Milch- | Essig- | Butter- | Gesamt | Milch- | Essig- | Butter- | Milch- | Essig- | Butter- | Gesamtpunktzahl | |
| | | säure*) | | | | säure in % Gesamtsäure | | | säure | | | | |
| 2 | frisch, d. h. sofort siliert . . | 1,54 | 0,66 | 0,00 | 2,20 | 70,0 | 30,0 | 0,0 | 25 | 20 | 50 | 95 | sehr gut |
| 5 | normal angewelkt . . . . | 1,78 | 0,70 | 0,00 | 2,48 | 71,8 | 28,2 | 0,0 | 25 | 20 | 50 | 95 | „ |
| 6 | stark angewelkt . . . . . | 2,08 | 0,66 | 0,00 | 2,74 | 75,9 | 24,1 | 0,0 | 25 | 20 | 50 | 95 | „ |

*) Mittel aus je 6 Bestimmungen.

Übersicht 4a.

*Die Füllung der Silos mit Luzerne*
aufgeteilt in die Gehalte an den einzelnen Nährstoffgruppen

| Bezeichnung | Beton-Silo Nr. | | |
|---|---|---|---|
| | 2 | 5 | 6 |
| Eingefüllt wurden kg Luzerne | 300,00 | 256,00 | 227,80 |
| Diese Mengen verteilen sich auf: kg | | | |
| Wasser | 231,54 | 187,08 | 156,80 |
| Trockensubstanz | 68,46 | 68,92 | 71,00 |
| Organische Substanz*) | 60,64 | 60,45 | 62,67 |
| Rohprotein | 10,44 | 11,09 | 11,27 |
| Reineiweiß | 8,40 | 8,96 | 9,30 |
| Amide | 2,01 | 1,94 | 2,00 |
| Verdauliches Rohprotein | 7,77 | 8,19 | 8,29 |
| Rohfett | 2,91 | 2,66 | 2,99 |
| Rohfaser | 20,37 | 21,40 | 21,90 |
| Rohasche*) | 8,72 | 9,22 | 9,01 |
| N-freie Extraktstoffe | 26,70 | 25,11 | 26,38 |

*) Unter Berücksichtigung des Glühverlustes und der Aschebestandteile des Kofasalzess.

Übersicht 4b.

*Die Entleerung der Silos mit Luzernegärfutter*
aufgeteilt auf die Gehalte an den einzelnen Nährstoffgruppen

| Bezeichnung | Beton-Silo Nr. | | |
|---|---|---|---|
| | 2 | 5 | 6 |
| Entleert wurden kg Luzernefutter: | 294,2 | 247,8 | 222,4 |
| Diese Mengen verteilen sich auf: kg | | | |
| Wasser | 229,18 | 185,04 | 160,07 |
| Trockensubstanz | 65,02 | 62,80 | 62,34 |
| Organische Substanz | 55,90 | 53,67 | 53,31 |
| Rohprotein | 10,39 | 10,43 | 10,57 |
| Reineiweiß | 5,41 | 5 15 | 5,87 |
| Amide | 4,97 | 5,28 | 4,69 |
| Verdauliches Rohprotein | 8,30 | 8,01 | 7,97 |
| Rohfett | 2,91 | 2,58 | 2,54 |
| Rohfaser | 19,65 | 19,60 | 19,40 |
| Rohasche | 9,12 | 9,12 | 9,03 |
| N-freie Extraktstoffe | 22,95 | 21,06 | 20,82 |

*Organische Substanz* betreffen. Diese Verluste steigerten sich durch das Abwelkenlassen von 7,8 auf 14,9%.

*Rohprotein:* Das Anwelkenlassen verursacht Verluste an Rohprotein, die aber hauptsächlich das

*Reinprotein* betreffen. Diese betragen mehr als $^1/_3$ des gesamten Reineiweißgehaltes. Diesen Verlusten stehen Gewinne an

Übersicht 4c.

± Gewinn oder Verlust bei der Einsäuerung in kg und % des Ausgangsmaterials

| Bezeichnung | Beton-Silo Nr. | | | | | |
|---|---|---|---|---|---|---|
| | 2 | | 5 | | 6 | |
| | kg | % | kg | % | kg | % |
| Gesamtmenge | −5,8 | − 1,9 | −8,2 | − 3,2 | −5,4 | − 2,4 |
| Diese Menge verteilt sich auf: | | | | | | |
| Wasser | −2,36 | − 1,0 | −2,04 | − 1,1 | +3,27 | + 2,1 |
| Trockensubstanz | −3,44 | − 5,0 | −6,12 | − 8,9 | −8,66 | −12,2 |
| Organische Substanz | −4,74 | − 7,8 | −6,78 | −11,2 | −9.36 | −14,9 |
| Rohprotein | −0,02 | − 0,2 | −0,66 | − 6.0 | −0,70 | − 6,2 |
| Reineiweiß | −2,99 | −35,6 | −3,81 | −42,5 | −3 43 | −36,9 |
| Amide | +2,96 | +147,2 | +3,34 | +172,0 | +2,69 | +134,5 |
| Verdauliches Rohprotein | +0,53 | + 6,8 | −0,18 | − 2,2 | −0,32 | − 3,9 |
| Rohfett | +0,00 | + 0,0 | −0,08 | − 3,0 | −0,45 | − 5,0 |
| Rohfaser | −0,72 | − 3,5 | −1,80 | − 8,4 | −2,50 | −11,4 |
| Rohasche | +0,40 | + 4,6 | −0,10 | − 1,1 | +0,02 | + 0,2 |
| N-freie Extraktstoffe | −3,75 | −14,0 | −4,05 | −16,1 | −5,56 | −21,1 |

Übersicht 4d.

*Die Füllung der Silos mit Luzerne und die Entleerung der Silos mit Luzernegärfutter.*
*Die Wasser- und Gärverluste*

| Bezeichnung | Beton-Silo Nr. | | |
|---|---|---|---|
| | 2 | 5 | 6 |
| Ursprünglich abgewogen kg Luzerne | 300,0 | 300,0 | 300,0 |
| Es wurden beim Silieren eingewogen *) | 300,0 | 251,7 | 224,2 |
| Verluste in kg der ursprünglichen Menge = kg | 0,0 | 48,30 | 75,80 |
| Verluste in % der ursprünglichen Menge = % | 0,0 | 16,10 | 25,30 |
| Auswaage des Gärfutters nach Entleerung der Behälter kg | 294,2 | 247,8 | 222,4 |
| Gärverluste gegenüber Einwaage kg | 5,8 | 3,9 | 1,8 |
| Gärverluste gegenüber Einwaage % | 2,0 | 1,6 | 0,9 |

*) Unter Berücksichtigung der Probenahme für die Analyse sowie eines angenommen mechanischen Verlustes von 0,5 kg je Silobehälter.

*Amiden* in ansehnlichen %-Verhältnissen (147,2, 172,0, 139,5) gegenüber.

*Rohfett:* Verluste an Rohfett sind kaum eingetreten.

*Rohfaser:* Durch das Anwelkenlassen sind ansteigende Verluste an Rohfaser festzustellen.

*Rohasche:* Die Werte für Rohasche lassen keine klaren Verhältnisse erkennen, wohl aber die

*N-freien Extraktstoffe*, bei welchen durch das verschiedene Anwelkenlassen erhöhte Verluste entstanden sind. Die Verluste sind auch zahlenmäßig am höchsten, sie umfassen $^{2}/_{3}$ der gesamten verloren gegangenen organischen Substanz.

Die Übersicht 4d bringt abschließend eine Übersicht über die Wasser- und Gärverluste. Diese Zahlen lassen erkennen, daß durch das Abwelkenlassen doch beträchtliche Wassermengen entfernt werden. Die Gärverluste sind im allgemeinen sehr gering, sie lassen durch das Abwelkenlassen eine abnehmende Tendenz erkennen.

## Zusammenfassung

1. Zur Feststellung der Nährstoffverluste beim Anwelkverfahren wurde ein Versuch mit Luzerne in 3 verschiedenen Zustandsbedingungen, nämlich: a) normal, d. h. sofort siliert, b) normal angewelkt, c) stark angewelkt, durchgeführt.
2. Die pH-Werte erwiesen sich als sehr hoch und erlaubten auf Grund der Beurteilung nach GNEIST nur eine befriedigende, bzw. schlechte Benotung. Der pH-Wert eignet sich nicht, um die Güte eines Gärfutters zu bewerten; er gibt bestenfalls einen ungefähren Anhaltspunkt.
3. Auf Grund der Säuredestillation von LEPPER und FLIEG ergaben sich mit abnehmendem Wassergehalt ansteigende %-Gehalte an Milchsäure, während die Essigsäurewerte konstant blieben; Buttersäure wurde nicht nachgewiesen.
4. Die Benotung auf Grund des neuen Punktschlüssels von O. FLIEG konnte in allen 3 Versuchen mit „sehr gut" erfolgen.
5. Die Verluste an organischer Substanz nahmen mit dem Grad des Abwelkenlassens zu.
6. Von den Eiweißverlusten wurde besonders das Reineiweiß betroffen. Diesen Verlusten stehen jedoch hohe Gewinne an Amiden gegenüber.
7. Die Rohfaserverluste steigen mit zunehmendem Abwelkenlassen, desgleichen nahmen auch die Verluste an N-freien Extraktstoffen zu.
8. Die Gesamtverluste sind bei einwandfreier Einsäuerung sehr gering; sie betragen im Durchschnitt 1—2%.
9. Zusammenfassend läßt sich erkennen, daß das Abwelkenlassen des Grünfutters auf die Güte des Gärfutters sich günstig auswirkt. Ein abnehmender Wassergehalt erhöht den Milchsäuregehalt bei etwa gleichbleibenden, oder sogar abnehmenden Essigsäurewerten. Durch diese Versuche wurden nicht nur unsere (unveröffentlichten) Versuchsergebnisse aus dem Jahre 1951, sondern auch die von WIEGNER, CRASEMANN und MAGASANIK festgestellten Zusammenhänge zwischen dem Einfluß des Wassergehaltes auf die Säurebildung, bestätigt. Es scheint aber fraglich, ob die beim Anwelkenlassen auftretenden relativ hohen Verluste, besonders an Kohlenhydraten, durch den erhöhten Milchsäuregehalt ausgeglichen werden.

## Schrifttum

I. WIEGENER, CRASEMANN und MAGASANIK, Landw. Vers. Stat. 100, 143 (1923).

*Tierarzt Dr. med. vet. WOLFRAM MUNDT*

# DIE BEDEUTUNG DER DARMFLORA UNSERER HAUSTIERE UNTER BESONDERER BERÜCKSICHTIGUNG EINER ZUGABE VON ANTIBIOTICIS IN DAS FUTTER

In jüngster Zeit findet man immer wieder Stimmen, die mit viel Nachdruck und Propaganda eine Zugabe von verschiedenen Antibioticis in das Futter befürworten, weil dadurch bei den entsprechenden Haustieren eine beträchtliche Gewichtszunahme und Kräftigung der Konstitution die Folge sein soll. Nun ist es aber doch so, daß die Antibiotica spezifisch auf Mikroorganismen wirkende Stoffe sind, die diese im Sinne einer Hemmung des Wachstums und ihrer Lebensfähigkeit beeinflussen. Dazu kommt, daß die Antibiotica Penicillin, Streptomyzin und Aureomyzin ganz verschiedene Wirkungsspektren besitzen. Man kann sie also nicht wahllos anwenden. Hierauf soll im Laufe dieser Arbeit noch näher eingegangen werden

Zunächst wollen wir uns einmal mit der Darmflora unserer Haustiere eingehender beschäftigen, insbesondere mit dem Bact. coli als normalem Darmsymbionten. Das Bact. coli kommt bei gesunden Tieren, auch beim Menschen, im Dick- und Mastdarm vor. Wir wissen, daß dieser Mikroorganismus wichtige Stoffe synthetisiert z. B. K-Vitamine, verschiedene Aminosäuren und Wuchsstoffe. Andererseits fungiert Bact. coli als Vital-Antibioticum gegen verschiedene Fäulniskeime sowie auch gegen den Erreger der Tuberkulose. Ferner ist bekannt, daß der wichtige Darmsymbiont durch Fermentsysteme organische Stoffe abzubauen imstande ist.

Wenn das Bact coli aus dem Dickdarm verschwindet oder künstlich vernichtet wird, dann kommt es zu den verschiedensten Krankheiten, ja auch dann schon, wenn eine Entartung desselben eingesetzt hat. Je nach dem Ort, an dem man diese Keime isoliert hat, heißen sie dann Bact pneumoniae (aus der Lunge), Bact. acidi lactici (aus der Milch) o. dgl. m.

Warum kommt es dann im Körper zu derartigen Erscheinungen?

Die Antwort auf diese Frage ist leicht gegeben, weil nämlich das Colibakterium die vom Organismus dringend benötigten biologischen Stoffe nicht mehr zu synthetisieren imstande ist und das Fehlen der antibiotisch wirkenden Eigenschaften gegenüber anderen Erregern zur Auslösung eines pathologischen Prozesses führt.

Aus dem eben Gesagten geht hevor, und das soll hier mit allem Nachdruck betont werden, daß der normal funktionierende Körper synthesefähige Colikeime im Colon haben muß. Nach ROLLE ist der „lebende Dickdarminhalt mit dem Symbionten Bact. coli als ein Organ mit Organfunktion aufzufassen, eine Erkrankung dieses Organs zieht die Erkrankung anderer Organe mit sich." Auch HAUSMANN schließt sich obiger Meinung voll und ganz an, wenn er sagt, daß den als Symbionten im Darm von Mensch und Tier lebenden Bakterien eine dreifache Aufgabe zufalle:

a) Mitwirkung bei der Verdauung durch ihr Fermentsystem,

b) Synthese von Vitaminen,

c) Vitalantibiose gegenüber darmfremden, pathogenen Keimen.

Wie kommt es nun, daß eine Entartung der Colibakterien zustande kommen kann, wobei der apathogene, sehr wichtige Darmsymbiont sich zu einem Krankheitserreger umwandelt, wobei besonders Jungtiere im Saug- oder Absetzalter z. B. schwere Durchfälle manchmal mit Fieber bekommen? Bei ausgewachsenen Tieren kann es zu Colimastitiden (Euterentzündung) kommen, wenn Erkältungen oder mechanische Insulte vorausgegangen sind.

1. Die erste Möglichkeit einer Schädigung des Mikroorganismus kann durch Rübenblätter, verdorbene Silage oder andere äußerlich normal aussehende Futtermittel erfolgt sein.

2. kann eine Futterumstellung nach ROLLE verantwortlich für eine Entartung des Bact. coli gemacht werden. So beobachtet man stets nach krasser Futterumstellung gewisse Darmstörungen. Die Tiere erkranken oft beim Übergang von Trocken- zu Grünfutter, ebenso beim Wechsel von mageren auf fette Weiden, von Milchfütterung auf feste Nahrung. Sehr oft auch beim Übergang von einem gewohnten zu einem anderen, zwar auch qualitativ guten, aber ungewohnten Futter.

Besonders anfällig für derartige Futterumstellungen sind die Jungtiere entweder sofort nach der Geburt oder bei der Aufnahme der ersten Milch und zwar dann, wenn die Milch ungeeignet war oder wenn die Jungtiere gleichzeitig mit der Milch von der Mutter nicht genügend Colikeime aufnehmen konnten, sondern statt dessen Coliantagonisten z. B. „Bact. aerogenes". In allen diesen Fällen kommt es zur Entartung des Darmsymbionten etwa dergestalt, daß er kleiner als normal aussieht gequollen ist, was sich an der ungleichmäßigen Färbung dartut, gelegentlich kann es auch zu Vakuolenbildung kommen oder er bildet dicke, lange, plumpe Stäbchen.

Derartig geschädigte Colikeime bilden auf Agar- oder Gaßnernährböden stark gefaltete Kolonien, die man als R-Formen (Rauhformen) bezeichnet und somit wesentlich von ihrem normalen Aussehen auf den angeführten Nährböden abweichen.

Weitere Schädigungsursachen können darin begründet sein, daß Coliantagonisten in den Darmkanal gekommen sind und diese dann durch irgendwelche Vorgänge den normalen Dickdarmbewohner vertreiben.

Solche Antagonisten sind z. B. das mehrfach erwähnte Bact. aerogenes, Mikro- und Streptococcenarten, Schimmel- und Hefepilze (Torulopsis- und Candidaarten).

Die Verdrängung von Coli kann aber nur dann stattfinden, wenn es bereits geschädigt ist.

Auch Leberegel (Fasciola hepatica oder Dicrocoelium lanceolatum) können durch ihre Anwesenheit dazu beitragen, daß Coli geschädigt wird und somit aus dem Colon verschwindet. Die gleiche Wirkung zeigen auch die Bakteriophagen und die Hormone.

Schließlich müssen auch die Sulfonamide, ferner Aureomyzin, Streptomyzin, Terramyzin, Chloromyzetin und Bacitracin in diesem Zusammenhang erwähnt werden.

Nachdem wir versucht haben, die Wichtigkeit des Bact. coli in einigen Sätzen skizziert und dem allgemeinen Verständnis nähergebracht zu haben. sollen nun Untersuchungen über die Wirkungsweise verschiedener Antibiotika wie Penicillin und Streptomyzin auf die Mikroorganismen im Körper folgen, denn ihr Wirkungsspektrum auf die Mikroben ist nicht einheitlich. Nachstehende Zeichnung soll darüber einen Eindruck vermitteln.

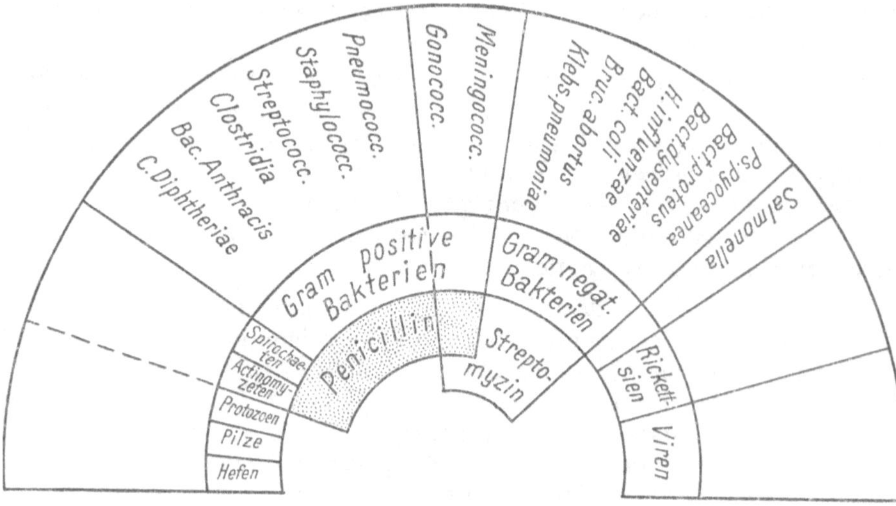


GATTUNG testete die Wachstumshemmung verschiedener Erreger durch Penicillin-Streptomyzin Kombination und verglich sie mit der durch Streptomyzin allein erzielten Hemmung. Er fand bei der Kombination potenzierte Wirkung gegen Pneumokokken, Streptococcus haemolyticus, Staphylococcus aureus, sonst meist additive Wirkung. Bei Bact. coli fand er reine Streptomyzineinwirkung, sodaß hier kein synergistischer Hemmungseinfluß zu erwarten war. Doch ist auch Streptomyzin allein nach HEILMAYER und WALTER gegen Coli gut wirksam. Nach WAKSMANN ist die wirksamste Hemmungskonzentration für Coli höchstens 3,75 $\gamma$ pro ccm Nährlösung. In keinem Fall fand GATTUNG einen Antagonismus zwischen Penicilin und Streptomyzin. Hinsichtlich des Wirkungsmechanismus scheint nach den Beobachtungen von

GROS und MACHEBOEUF das Penicillin an dem Mononucleoitidstoffwechsel der Bakterienzelle anzugreifen, während LINZ beim Streptomyzin nach 4 Std. eine maximale Fixation an den Bakterienleib beobachtete, wodurch eine irreversible Unterbindung der Zellteilung ausgelöst wurde (Mitosegift).

In dem Mitteilungsblatt für Tierernährung aus „Der Tierzüchter“ wurde von L. SPERLING ein Artikel publiziert „Antibiotika und verwandte Stoffe in der Ernährung der landwirtschaftlichen Nutztiere“. Zu diesem Artikel möchte ich Stellung nehmen unter Bezugnahme auf das Vorhergesagte über das Bact. coli. In den Fütterungsversuchen mit Schweinen spricht oben erwähnter Autor folgendes: „Was die Art der Antibiotika betrifft, so haben bei den Schweinen wie auch bei den übrigen Nutztieren der Landwirtschaft die Antibiotika Penicillin, Streptomyzin, Aureomyzin, Terramyzin und Bacitracin in der Fütterung eine positive Wirkung gezeigt und praktische Anwendung gefunden. Dem Penicillin wird von mancher Seite die größte Wirksamkeit zugeschrieben, da schon 5 g dieses Antibiotikums und weniger je Tonne Futtermittel bei einigen Versuchen die gleiche Wachstumserhöhung hervorgerufen haben, wie die Zugabe von 10 g Aureomyzin“.

Ich darf nun folgendes dazu sagen: Daß das Penicillin bei Schweinen zweifellos eine günstige Wirkung hat, kann nicht in Abrede gestellt werden, weil dieses Antibioticum keine schädigende Wirkung auf die Colikeime ausübt, wie aus dem aufgezeichneten Wirkungsspektrum auf Seite 3 hervorgeht, dagegen aber auf eiweißzersetzende Streptokokken. Daß aber Aureomyzin, Streptomyzin u. a. die gleichen Auswirkungen auf Wachstumszunahme haben sollten, darf hier mit Berechtigung angezweifelt werden, zumal aus den obigen Angaben, die sehr allgemein gehalten sind, nichts über das Alter oder eventuell vorliegende Krankheiten wie Husten, Durchfall u. dgl. m. gesagt worden ist. Aureomyzin und Steptomyzin haben eine bakteriostatische Wirkung auf Colibakterien. Diese werden dann abgetötet bzw. durch dauernde Einwirkung der Antibioticis so stark geschädigt, daß Verdauungsstörungen unausbleiblich wären, wie ich ja eingangs in dieser Arbeit zu demonstrieren versucht habe und daß unter diesen Umständen noch Gewichtszunahmen zu verzeichnen wären, erscheint doch recht unglaubwürdig. Ebenso negativ wirken sich bei Schweinen die Sulfonamide aus, weil auch sie im Sinne einer Schädigung der Coliflora wirken, wie entsprechende Versuchsreihen an den Tag brachten. Der oben erwähnte Verfasser gibt auch zu, daß Antibioticaangaben bei Wiederkäuern mit negativem Erfolg angewendet worden seien, wobei Durchfälle vorgekommen waren. Den Grund dafür kennen wir bereits. BRISOU und ARDISSEN konnten an Hand interessanter Versuche über die Beeinflussung der verschiedensten Keimarten, insbesondere Colibakterien, der Darmflora nach Behandlungsgaben einiger Antibioticis, zur Anwendung kamen Aureomyzin, Streptomyzin und Chloromyzetin, nachweisen, daß die Darmflora dadurch erheblich verändert wurde. Bei Behandlung spezifischer Infektionen mit Antibioticis kann demnach die Frage, inwieweit die Darmflora des Patienten völlig umgewandelt werden kann und welche Folgen sich daraus ergeben können, nicht unberücksichtigt bleiben. In diesem Zusammenhang darf ich noch Ausführungen GÜNTHERS heranziehen, der warnend darauf hinweist, daß Sulfonamide und andere Antibiotica *sachgemäß und streng indiziert* zu verordnen seien, um Resistenz und Komplikationen zu vermeiden. Der Erfolg dieser Präparate ist stets vom Reaktionsvermögen des Organismus abhängig, sodaß es notwendig ist, je nach Lage des Falles zusätzlich therapeutische Methoden zur Selbststeuerungsleistung des Körpers anzuwenden, um den Verlauf und Ausgang einer Erkrankung möglichst weitgehend und günstig beeinflussen zu können. Ferner darf darauf aufmerksam gemacht werden, daß diejenigen Tiere, besonders Schweine, die ohne Antibiotica-Zufütterung eingegangen oder ein Kümmererdasein geführt hätten nur durch Antibibiotika-Gaben am Leben blieben und somit die Anlage einer schwachen Konstitution auf ihre Nachkommen vererbten, wodurch unsere mühsam nach dem Kriege wieder aufgebaute Tierzucht stark in Frage gestellt wäre, weil eine natürliche selektive Auswahl an Widerstandskraft gegenüber der Umwelt untergraben wird. Wenn also vom veterinär medizinischen Standpunkt aus im großen und ganzen gegen eine Zufütterung von Antibioticis im Futter abgeraten werden muß, auch wenn amerikanische Stellen diese lebhaft propagieren, was soll dann in Tierzuchtkreisen getan werden, um eine bessere Wachstumszunahme unserer landwirtschaftlichen Nutztiere zu gewährleisten?

Zunächst müssen wir in der Lage sein, eine einwandfreie Diagnose stellen zu können ob irgendwelche Störungen des Bact. coli vorliegen. Im Fieberzustand kann man es im Blut feststellen, im Duodenum (Zwölffingerdarm) vorhandene toxische gewordene Colikeime können auch den Körper ohne septikaemische Erscheinungen dauernd durch Toxine vergiften. Der Nachweis derartiger Colientartungen wird bakteriologisch durch morphologische und kulturelle Verfahren mit Sicherheit erbracht. Die Toxizität wird im Tierversuch erbracht. Bei Rindern und Schafen vermehrt sich nach Schädigung des Bact. coli ein Kopfschimmelpilz im Darmkanal. Bei seinem Auftreten kann man erfahrungsgemäß sagen, daß die Colibakterien nicht mehr funktionstüchtig sind.

In solchen Fällen hat die Diätetik der Magen-Darmstörungen einzusetzen. Man versucht dabei, die Darmtätigkeit zu normalisieren. Diese Methode erreicht nach ROLLES Meinung die Stabilisierung in erster Linie durch Begünstigung der Entwicklung des Bact coli im Dickdarm. Das wird einmal durch Verabreichung von Bact. coli-Reinkulturen erreicht. Man erzielt damit dann gute Ergebnisse, wenn die Coli-Keime nur entartet sind und somit in ihrer biologischen Funktion gehemmt sind. Die bereits eingenisteten Antagonisten können nur langsam aus dem Darm durch gesunde Colikulturen verdrängt werden, wenn diese Therapie längere Zeit hindurch geführt wird. Eine interessante Beobachtung, die ja wohl jeder Tierzüchter gemacht hat bei kranken Ferkeln besteht darin, daß diese Tierchen durch Aufnahme von Jauche oder Kot eine Heilung ihrer geschädigten Darmflora herbeizuführen versuchen.

Das Mittel der Wahl in derartigen Situationen ist die Bierhefe. Diese nämlich unterbindet das Wachstum des Bact. aerogenes und zeigt somit Tendenzen, die Darmflora zu normalisieren. Um einer Jungtierkrankheit vorzubeugen, ist es ratsam, an tragende Sauen z. B. pro Tag 100—200 g frische Bierhefe ein bis zwei Wochen lang zu verfüttern. Die Hefe wird mit Milch oder

Kamillentee gemischt und *vor* der Mahlzeit gereicht. Durch diese Maßnahmen wird das Coliwachstum im Muttertier begünstigt. Ferner werden durch Hefefütterung gewisse, noch nicht genau erforschte Stoffe im Blute gebildet, die auch mit der Milch ausgeschieden werden und die die Jungtiere vor der Erkrankung schützen. Es sollen hier einige Versuche zur Bekämpfung der Ferkelsterblichkeit in Beständen durch ROLLE erwähnt werden. So ist bei der Untersuchung des Kotes der Sauen festgestellt worden, daß fast jedesmal entartete Colibakterien mit toxischen Eigenschaften vorlagen. Die Ferkel erkrankten fast immer in den ersten Wochen nach der Geburt an starkem Durchfall. 21 Sauen wurden dann mit frischer Bierhefe während der Gravidität behandelt. 4 Sauen wurden als Kontrolltiere unbehandelt gelassen. Die Ergebnisse dieser Versuche sind in nachfolgender Übersicht zusammengefaßt:

Mit Hefe behandelte Sauen:

| Würfe | geborene Ferkel | aufgezogene Ferkel |
|---|---|---|
| 21 | 201 | 188 |
| | | Verluste: 6% |

Nicht mit Hefe behandelte Sauen:

| Würfe | geborene Ferkel | aufgezogene Ferkel |
|---|---|---|
| 4 | 38 | 13 |
| | | Verluste: 70% |

Aus dieser Versuchsanordnung ging hervor, daß bei Hefebehandlung der Muttertiere nur minimale Verluste der Würfe eingetreten waren, die durch Totgeburten oder Ferkelgrippe erfolgt waren, während in den Kontrollversuchen erheblich größere Ausfälle zu registrieren waren, wobei die Ferkel entweder an Durchfall eingingen oder Kümmerer blieben.

Bei den Kälbern, die erkrankt sind (Kälberruhr), ist die Behandlung etwas umständlicher. Die Erfolge sind aber auch hier eindeutig verlaufen. Es empfiehlt sich hierbei Milch-Kamillenteegemisch 1 : 1 zu verwenden, in dem täglich 200—300 ccm Flüssigkeit mit etwa 100—150 g Hefe zu lösen sind. Davon gibt man dem Kalb täglich 3 mal ein. Auch als Klysma (körperwarm) kann diese Aufschwemmung rectal eingegeben werden, mit den gleichen guten Ergebnissen.

In denjenigen Fällen, in denen Mikro- oder Streptococcen als Antagonisten vorkommen, kann *vor* der Hefekur eine Penicillinkur vorgenommen werden aber *nur solange bis die fremden Darmbakterien vertrieben worden sind*, was meist nach 3 Tagen der Fall ist.

Diese kurzen Hinweise auf die Behandlung sollen nur als Richtlinien dienen, die auf Grund der Beobachtungen und Experimente aufgestellt worden sind.

## Zusammenfassung

1. Das Bakterium coli ist ein unentbehrlicher Darmbewohner des Körpers.
2. Es gewinnt durch falsche oder unregelmäßige Nahrung toxische Eigenschaften.

3. Die bakteriologische Untersuchung gibt dem Tierarzt den richtigen Hinweis für die Behandlung. Bei einer Behandlung muß der Arzt stets die Vorgänge im Darmkanal im Auge behalten.

4. Durch eine entsprechende Diät mit Hefe kann das Gleichgewicht im Darmkanal wieder hergestellt werden, wodurch eine Sanierung und damit eine Gewichtszunahme die Folgen sind.

Abschließend darf nochmals gesagt werden, daß eine unbedenkliche auf längere Zeit hin dauernde Zufütterung von Antibioticis unverantwortlich genannt werden muß, weil dadurch schwere Folgen in der Seuchenverhütung auftreten können, nämlich dann, wenn die Mikroorganismen resistent gegen die antibiotisch wirkenden Substanzen werden. Wir brauchen ja nur z. B. an die Schweinepest oder andere Tierseuchen zu denken, bei denen sich die Erreger so weit an Arzneimittel verschiedenster Formen angepaßt haben, daß die pathologisch-anatomischen Veränderungen, die in den Lehrbüchern angegeben sind, nur noch in den seltensten Fällen zu eruieren sind.

## Literaturverzeichnis


[1] BAUER: Coli —Dysbakterie und ihre Therapie. Ärztl. Praxis 3, Heft 51, 1951.

[2] BUCHNER: Symbiose der Tiere mit pflanzlichen Mikroorganismen. Samml. Göschen Bd. 1128, 2. Aufl., Berlin 1949.

[3] BRISOU: Die Beeinflussung der Darmflora nach Verabreichung von Antibiotika. Ann, l'Institut Pasteur 82, 603/607, 1952.

[4] GATTUNG: In vitro Versuche zur Rechtfertigung der klinischen Kombinationsanwendung von Streptomyzin und Penicillin, Zeitschr. f. Kinderheilkde. 1, 1951

[5] GÜNTHER: Tierärztliche Rundschau 43, 405—407, 1937. Der homöopathische Tierarzt, Verlag Schwabe, Leipzig 1923—26. DTW 76, 1271—1274, 1951.

[6] HAUSMANN: Anregungen zur Seuchenprophylaxe. TU 1952.

[7] HARMSEN und MEINECKE: Die Bedeutung der biol. Symbioseforschg. f. g. Medizin. Med. Klin. Wochenschrift 29, 560, 1951.

[8] HEILMAYER und WALTER: Arzneimitteltherapie. Neue Antibiotica. Münchner Med. Wochenschr. Jg. 93, Nr. 4, 1951.

[9] KORKHAUS: Untersuchungen zur peroralen unspezifischen Reiztherapie Esberitox in der Veterinärmedizin. DTW 1 12. 52, S. 355.

[10] LINZ: Sur la mécanisme de l'action de la streptomyzine. Ann. Inst. Pasteur 76, 1949.

[11] MORELL: Über die Bedeutung d. phiosiolog. Darmflora f. d. Vitaminhaushalt. DTSch. Med. Wschr. 4, Heft 46, 1948.

[12] GROS und MACHEBOEUF: Considération biochimiques sur la mode d'action de la penicilline. Ann. Inst. Pasteur. 1949.

[13] ROLLE: Die Bedeutung des Bact. coli für die Krankheitsentstehung und Gesunderhaltung. DTW 59. Jg. 15. 3. 1952, Heft Nr. 11/12, S. 81—85.

[14] ROLLE: Die biologische Bedeutung der Darmsymbionten. Sonderdruck aus „Gesundes Land — Gesundes Leben, Verlag R. Pflaum, München.

[15] ROLLE: Das Welpensterben. Unser Rassehund. 1950, 151.

[16] ROLLE: Die nichtansteckenden Jungtierkrankheiten. TU 1950, 273'

[17] SPERLING: Antibiotika und verwandte Stoffe in der Ernährung der landwirtschaftlichen Nutztiere. Mitteilungsblatt für Tierernährung. Febr. 53, Nr. 27, S. 201—204.

[18] WINCET: La toxi-infection colibacillaire. Zbl. g. Hyg. 45, 708, 1940.

[19] WAKSMANN: Les antibiotiques. Paris—Lüttich 1948.

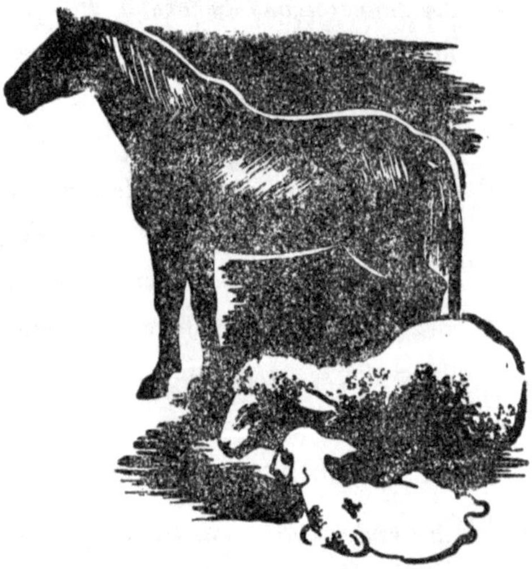

Zeitfracht Medien GmbH
Ferdinand-Jühlke-Straße 7
99095 Erfurt, Deutschland
produktsicherheit@kolibri360.de